流感释义

中医药治疗流感的临床实践

刘清泉 陈腾飞 主编

全国百佳图书出版单位
中国中医药出版社
·北 京·

图书在版编目（CIP）数据

流感释义：中医药治疗流感的临床实践 / 刘清泉，陈腾飞主编．-- 北京：中国中医药出版社，2024.7

ISBN 978-7-5132-8703-6

Ⅰ．①流… Ⅱ．①刘… ②陈… Ⅲ．①流行性感冒－中医治疗法 Ⅳ．① R254.9

中国国家版本馆 CIP 数据核字 (2024) 第 061527 号

中国中医药出版社出版

北京经济技术开发区科创十三街 31 号院二区 8 号楼

邮政编码　100176

传真　010-64405721

廊坊市祥丰印刷有限公司印刷

各地新华书店经销

开本 710×1000　1/16　印张 15.5　字数 212 千字

2024 年 7 月第 1 版　2024 年 7 月第 1 次印刷

书号　ISBN 978-7-5132-8703-6

定价　63.00 元

网址　www.cptcm.com

服务热线　010-64405510

购书热线　010-89535836

维权打假　010-64405753

微信服务号　zgzyycbs

微商城网址　https://kdt.im/LIdUGr

官方微博　http://e.weibo.com/cptcm

天猫旗舰店网址　https://zgzyycbs.tmall.com

如有印装质量问题请与本社出版部联系（010-64405510）

《流感释义：中医药治疗流感的临床实践》

编委会

主　编　刘清泉　陈腾飞

副主编　魏一鸣　徐霄龙　赵国桢

编　委　杨宇飞　卢海天　连　博　哈雁翔

罗　丹　卢幼然　张米镎　闫雨蒙

瞿沉尘　杜　元　王雅凡　刘腾文

丁雪霏　王　烁　王旭升

前 言

从古至今，中华民族经历过不少由流感病毒所引起的大小疫情。从《礼记·月令》中的“孟春……行秋令，则其民大疫”“季春……行夏令，则民多疾疫”“仲夏……行秋令，则草木零落，果实蚤成，民殃于疫”，到曹植“建安二十二年，疠气流行，家家有僵尸之痛，室室有号泣之哀，或阖门而殆，或覆族而丧”，到王充的“饥馑之岁，饿者满道，温气疫疠，千户灭门”，以及大家熟悉的《捕蛇者说》里的“曩与吾祖居者，今其室十无一焉；与吾父居者，今其室十无二三焉；与吾居十二年者，今其室十无四五焉”，导致人们“往往而死者相藉也”的原因，除了苛政赋税，还有“呼嘘毒疠”的存在。疫病所到之处，民不聊生。

不过，中华民族也在一次次与疫病的交战中积累了宝贵的经验，逐渐形成对疫病的认识，并掌握起主动权。从《黄帝内经》到《伤寒论》，从“感冒”到“温疫”，各个时代的医家从多个角度对流行性感冒形成的认识丰富了中医疫病学的发展，中医学对流感的认识逐渐体系化。到了1918年大流感席卷全球之时，北洋防疫处积极应对，制订治法，发放抗疫药品，要求“径来本处陈述病状，领取药品，以资治疗，慎勿观望”，使得国内疫情远比国外疫情平和。这种显著的差异更加说明了中医药治疗疫病所具有的重要性与有效性。

不仅是在古代，现代人仍要面临流感病毒的流行。我们团队近年来致力于流感的诊疗研究，针对不同亚型的流感，结合古代中医学的理论认知，总结历次流感的发病特点和演变规律，逐步认识到甲型 H1N1 流感的病邪性质为热毒夹湿，其证候特点为表证短暂、很快入里，主要表现为热毒夹湿侵犯肺卫，卫气同病。甲型 H3N2 流感属于太阳伤寒证，除了兼夹饮邪，也有外寒束表、入里化热的传变过程。对于人感染 H7N9 禽流感，疫毒为始动因素，瘀毒是病机演变的关键环节，毒热壅肺、损肺是病情进展的主要机制。而乙型流感则属于冬温范畴，乙型流感的发病有明显兼夹湿邪的特点。不同亚型的流感病毒感染人体后出现的证候各有不同，在临证时须抓住核心病机，审证施治。

我们团队基于中医疫病学理论，结合甲型 H1N1 流感的临床研究，分析总结我国甲型 H1N1 流感轻症和危重病例发病特点、证候演变规律，以及中药干预效果，制订出甲型 H1N1 流感的中医辨证治疗方案。在此基础上，我们团队综合分析历年流行性感冒的中医治疗方案，经过全国临床专家与方法学专家的通力合作，搜集具有循证医学证据的中药汤剂与中成药，通过循证证据的检索、评价及综合分析，形成了流感中医药治疗方案的专家共识，以进一步完善中医对流感的临床应用规程，提高流感治疗的有效性和规范性。

在新型冠状病毒感染的应对中，中医药救治传染病的意义也被越来越多的人所看见和接受。新型冠状病毒感染的中医治疗方案与流行性感冒的治疗方案，都是在中医疫病学和现代方法学的合作中共同完成的，二者也同样经历了一次次的完善和规范。研究显示，新型冠状病毒的流行会加剧流感病毒的传播，所以在这样的时期，对流感的重视和中医药的及时介入都显得更为重要。

本书由于时间的限制，存在一定不足之处。如同人类对病毒的认识是逐步深入的，中医对流感的理解也存在一个发展过程。本书在总结归纳过程中，所使用的现行方法可能存在一些不尽然符合中医学术特点的地方，留待日后探讨完善。但从中医药抗击流感疫情的现实角度，从中医发展的长远角度，《流感释义——中医药治疗流感的临床实践》的出版都是意义非凡的。中医疫病学是中医学的一个缩影，当前可能存在的局限性既提示了中医疫病学理论未来的发展方向，也是中医药现代化进程必须克服的关卡。千里之行，始于足下，中医学从数千年前走来，数千年间的大小疫情从未缺席，未来的日子也必会有中医学的一席之地。我们抱着这样的希冀将目前的成果汇集成书，供读者参考、讨论。编写过程中存在的错漏之处，也请读者能及时指出，以便再版时进一步完善。

刘清泉　陈腾飞

2024 年 3 月

目 录

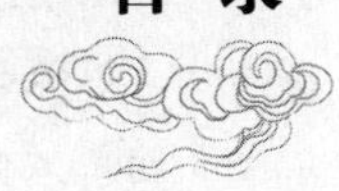

第一章

流感简史

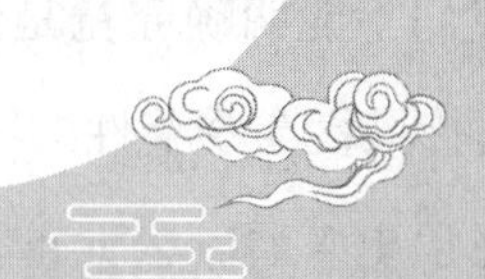

流行性感冒，简称流感，是一种由流感病毒引起的急性呼吸道传染病。传统中医学受到古代科技因素限制，没有从病原学角度明确流感的定义，但从各类古籍描述来看，古代医家的确认识到许多传染病流行过程，流感或包含于其中。

中国古代关于流感最早的文字记载可追溯到殷商时期，在甲骨文中出现的“疾年”一词，即指疾病多发的年份，虽然究竟是何种疾病我们已无从考证，但无疑是某种具有传染性的流行性疾病。

周朝典籍《礼记·月令》中也多次提到大规模流行的疫病，如“孟春……行秋令，则其民大疫”“季春……行夏令，则民多疾疫”“仲夏……行秋令，则草木零落，果实蚤成，民殃于疫”等，虽然仅从目前的文献记载我们不能明确究竟是何种疾病，但是从只言片语中已经可以看出该种疾病传染性与季节性的特点。

从世界医学史来看，公元前430年，在遥远的爱琴海海岸，如日中天的雅典军队输掉了伯罗奔尼撒战争，然而给雅典造成如此重创的，不是英勇的斯巴达战士，也不是庞大的波斯舰队，而是一场“瘟疫”。这场瘟疫有幸被古希腊历史学家修昔底德记录下来，根据修昔底德的记述，当瘟疫降临时，很多身体完全健康的人突然开始头部发热，眼睛变红；口内从喉中和舌头上出血，呼吸不自然、不舒服。其次的症状就是打喷嚏，嗓子变哑。不久之后，患者胸部疼痛，接着就咳嗽；再之后就是肚子痛、干呕、抽搐，身体发起高热，就算只穿最薄的亚麻布也无法忍耐。他写道“大部分人喜欢跳进冷水中，有许多没人照料的患者实际上也这样做了，他们跳进大水桶中，以消除他们不可抑制的干渴；因为他们无论喝多少水总是一样的……他们长期患着失眠症，不能安静下来”，直至在痛苦不安中死去。虽然同样无法证实，但疾病的种种表现及发病特点与后世的“重症流感”却有着诸多相似之处。

中国的西汉时期，中医学的经典著作《黄帝内经》成书，此书是现存最早的记载疫病有关内容的中医学典籍，明确提出疫病之名，对疫病根据五运之气理论进行分类，将疫病分为木疫、火疫、土疫、金疫、水疫，即“五疫”；还明确指出疫病有“皆相染易”的传染性，又提出疫病的毒气是“天牝从来”，“天牝”即鼻，也就是说，疫病是由呼吸道侵入人体的。

东汉时期，众多影响深远的医学著作相继问世，我们不难推测，这必然伴随着一场大规模传染性疾病的流行。许慎在《说文解字》中说“疫，民皆疾也”，这是中国古代医学对于传染性疾病最早的解释。东汉末年，疫病多发，曹植作《说疫气》一文，文中记录到“建安二十二年，疠气流行，家家有僵尸之痛，室室有号泣之哀，或阖门而殆，或覆族而丧……此乃阴阳失位，寒暑错时，是故生疫”。(《曹集诠评·第九卷》)王充则在《论衡·命义》中说：“饥馑之岁，饿者满道，温气疫疠，千户灭门。”可以见得，古人很早就对疫病广泛发作、症状危重有了明确的认识。同时代，《伤寒论》的著成标志着中医学第一部外感病辨证论治专著的诞生，是张仲景根据东汉建安纪年以来大规模疫病的诊治经验整理而成。张仲景在诊治外感病的过程中发现了与寻常中风、伤寒相比流行范围更广、症状更严重的疫病，惜乎原本散佚，张仲景治疗疫病的经验并未完整地流传后世。故而此后的医家们不断借鉴张仲景治疗伤寒外感的经验发展疫病理论。

“时行”，又称“天行”，是对疾病季节性流行特征的描述。尽管对于《伤寒例》的成书存在诸多的争议，但晋代王叔和于《伤寒例》中首次提出“时行寒疫”的说法，这也标志着医家们开始关注到瘟疫类疾病的发病特点。

北宋医家庞安时在《伤寒总病论·天行温病论》中对天行疾病的流

行情况作了描述："天行之病，大则流毒天下，次则一方，次则一乡，次则偏着一家。"此处也是沿用了"天行瘟疫"的概念。感冒病名正式出现于《仁斋直指方论·诸风》篇，在"伤风方论"中论述参苏饮，用来"治感冒风邪，发热头痛，咳嗽声重，涕唾稠黏"。但"感冒"的病名在之后很长一段时间未被沿用，直至元代朱丹溪《丹溪心法·头痛》才把感冒作为病证名，后世医家逐渐将"感冒"一词定义为病名而沿用至今。

发展至金元时期，战乱纷飞，饥饿与创伤为疾病的孕育与传播提供了温床，也使得这一时期中医学的发展百花齐放、诸家争鸣，医家对疾病的观察与研究变得更为深刻。成无已于《注解伤寒论·伤寒例第三》对"时行"这一说法进行了相对完善的阐述，"凡时行者，春时应暖，而反大寒；夏时应热，而反大凉；秋时应凉，而反大热；冬时应寒，而反大温。此非其时而有其气，是以一岁之中，长幼之病，多相似者，此则时行之气也。夫欲候知四时正气为病及时行疫气之法，皆当按斗历占之"。与以往描述的"天行疫病"相比较，强调了疫病具有传染性且能够引起流行的重要特征，同时还具有一定季节性的特点。

我们的视角再次转向西方，1173年，意大利和法国都经历了类似流感的流行性传染病。虽然早期人们通常无法区分流感和其他疾病（比如霍乱和瘟疫等），当今的历史学家却认为，这是真正意义上有历史考证的第一次流感。1357年，"流感"这个名字在欧洲第一次被提出，这个术语源自意大利语"influenza"，意为"寒冷的风或有风的"，可能是因为流感与寒冷天气有关。到1504年时，这个术语也开始出现在了英语中。当然在这期间，"流感"也被人们赋予了许多其他的名字，比如"海鸦（murre）""流行性感冒（grippe）""流行性黏膜炎（epidemic catarrh）"，甚至还有人给它起了一些绰号，比如“新朋友（the new acquaintance）”“那不勒斯士兵（the Naples soldier）”“佛兰德斯感冒（Flanders grippe）”“击倒我的发烧（knock me down fever）”等。

1580年的欧洲迎来了一场令人恐惧的暴发性流感。据英国经济学家和改革家威廉·贝弗里奇爵士称“在短短六周时间里，这场流感几乎传染并覆盖到了所有欧洲国家，其中没有被感染上流感的人数仅占人口总数的二十分之一左右”。虽然当时的数据记载十分有限，但这可能正是真正意义上被认可的全球性疾病。

同一时期我国明代医家吴又可的出现为后世温病学派的兴起打下了坚实的基础，同时也使得古代中医学对传染性疾病的认识有了里程碑式的突破。吴又可长期活跃在传染病治疗的第一线，通过不断观察与摸索著成《温疫论》一书，对温疫的内涵及相关概念有了较为明确的认识，达到了新的高度。他在书中开宗明义，明确指出：“夫温疫之为病，非风、非寒、非暑、非湿，乃天地间别有一种异气所感。”明确了温疫的病因是独立于六淫以外的具有特殊致病力的一种邪气，即“异气”，又称“疫气”“杂气”等。现代流感的临床表现、发病特点，甚至是致病及传播方式，与吴又可所描述的“瘟疫”有着极高的契合度。吴又可认为疫气致病，具有强烈的传染性，自口、鼻而入，舍于膜原，故而初起治法不可拘于辛温解表，而当以疏利气机之品直达膜原，使邪气溃散外达，并自创“达原饮”一方，传世数百年，为后世治疫所常用。

而正式将“感冒”与“时行”联系起来是清代林珮琴在《类证治裁·伤风》中的描述：“时行感冒，寒热往来，伤风无汗，参苏饮、人参败毒散、神术散。”这是“时行感冒”一词在我国医书最早出现的记载。

放眼全球，18世纪时全世界范围内发生了多次流感大流行。由于缺乏对病毒的了解，医生在流感面前仍然束手无策。19世纪后，工业化的深入发展与全球贸易反而给流感的传播提供了助力。

1892年，科学家们发现了“流感杆菌”，并且认定它就是造成可怕流感的根源。但遗憾的是，科学家们实际发现的是“菲佛氏杆菌”，又被称作“流行性嗜血杆菌”。它是一种机会性致病菌，并且可以导致肺炎、脑膜炎、耳部感染等多种与流感相关的继发感染。

1918年，闻名世界的大流感最初发生在美国的兵营中。1918年4月，随着第一次世界大战中美军的转移，病毒以不可阻挡之势席卷欧洲，并冲向亚洲。到了当年的秋季，全世界已经无一处幸免。根据统计，全球约有5亿人感染流感，超过5000万人死亡，各国死亡率在2.5%～10%。大流感的流行全程分三个波段。第一个波段发生在1918年春季，这一时期流感传染性较强但致死性不明显。大流感的第二个波段来势凶猛，从1918年8月下旬开始，病毒更具致命性和传染性，仅4个月就造成全球2000多万人丧生。大流感的第三个波段出现在1919年1月，得益于一些国家所实施的防疫措施，患者的死亡率介于第一个波段与第二个波段之间，但病毒仍出现在美国、西班牙、法国、澳大利亚等国的部分地区。直至1919年夏季，这场大流感才销声匿迹，而此时美国的人均寿命已由1917年的51岁降至1919年的39岁，流感对人类生命健康的威胁可见一斑。

同年，比起对于病原体的研究，人们意识到了疫苗的重要性，来自美国明尼苏达州罗切斯特市梅奥诊所的爱德华·罗森诺从流感患者的痰和肺中分离出了几种细菌，配制出含有5种不同细菌的疫苗，分发给10万人。同时位于美国波士顿的塔夫茨大学医学院的蒂莫西·利里博士，利用菌株及受感染患者的鼻涕，研制出了混合疫苗。利里将这些样品混合在一起，在琼脂板上进行培养，然后对混合物进行灭菌。虽然没有证据表明这些疫苗确实有效，但无疑缓解了人们对于流感的担忧和恐惧。

1918年的大流感同样席卷了中国，根据当时《申报》的记载，1918

年6～7月，流感即传入中国，并迅速由沿海传至内陆，涉及吉林、辽宁、河北、北京、天津、上海、江苏、湖北、湖南、浙江、福建、广东等多个省市。医家记述症状多为“身热、咳呛、足软、头晕”并言“患者十居五六，唯无甚危险”，可见本次疫情虽然传播较广，但症状轻微。同年10月，第二波疫情加剧，全国各地皆有疫情，且较之前更为险重，根据当时红十字会记述，本次疫情症状初起多患“头痛、发热、眼红、鼻干、咳嗽、喉燥”，但症状剧烈，传变迅速，若出现腹痛、腹泻症状时患者预后较差。《申报》在1918年10月31日的《京汉路注重防疫》报道中这样记述：“其病起时，头痛，身热，腹泻，四五天即毙，亦有随发随死者，气绝一周时，尸体尚热，腹中鸣响如牛喘，甚异也。”这篇报道内容的真实性有待考量，但也的确说明本次疫情来势汹涌，病情危重，其他报道亦称其“时症甚厉，丧人不少”。浙江、河南等疫情严重的地方更是哀鸿遍野，因瘟疫而死的百姓不计其数，时有绍兴当地居民屠子香、裴丽生致函《申报》，这样记载当时的疫情：“绍属上虞乡，入秋以来发现一种最剧烈之时疫。初起时类似伤风，如带咳嗽，命尚可延，否则一经腹泻，旋即毙命。地方苦无良医，又无病院，若遇此症，坐以待亡，甚至一村之中十室九家，一家之人，十人九死，贫苦之户最居多数，哭声相应，惨不忍闻。盖自发现是疫以来，死亡人数已占百分之十，棺木石板销售一空，枕尸待装不知其数。灾区延袤……渐度余姚，西达甬界。”当时疫情之危急可见一斑。而到了1919年的第三波疫情时，无论是疫区范围、感染人数、患者的病情都远小于第二波暴发了。第三波疫情主要集中于上海，其余仅有零星疫情，各病患有轻有重，报道称重者“周身发有风痧，形似疮疥”但“均幸易痊愈，仅少数转患肺炎症致入危途云”，可见本次疫情并不如第二波疫情来势汹涌、危害大。

从病原学角度而言，中医学与同时代的西方医学一样对这种疾病一无所知，并无诊治成法，但仍积极地介入了此次疫病的防治。当时的医家对于这次流感的症状、病程都作出了详细的描述，结合发病地域、气候，大体将其归纳为“秋瘟”，并据此确立了理法方药。根据《大公报》报道，第一波流感开始时，在天津东南城角南马路路南行医的杨鼎臣医生，因目睹津埠发生传染病者异常之多，特将所拟的“神效已极，每日治愈者数十人”的成方登报刊出，以方便患病者自行照购，其方剂为：“桑叶三钱，葛根三钱，羌活一钱，荆芥二钱，防风三钱，桔梗三钱，浙贝二钱，全栝蒌二钱，薄荷二钱，生草二钱，连翘二钱，栀子一钱，梨三片为引。”天津善堂联合会向众人分发清瘟解毒丸，乞药者繁多，亦有清瘟解毒汤，“饮之即愈，医好之人甚多”。而1918年秋季第二波疫情暴发时，京津医家制订了两首方剂，第一方为：“连翘二钱，霜桑叶三钱，半夏一钱五分制，陈皮一钱，苦杏仁二钱（去皮尖，研），通草一钱，炙桑皮三钱，薄荷一钱，苦桔梗七分，竹叶一钱，引加生姜一片。夏加飞滑石一钱。”如果服该方三四剂仍未愈，见“舌苔色黄者”，改治为滋阴兼清气分，立第二方为：“连翘一钱五分，小生地三钱，竹叶一钱五分，生薏苡三钱，通草一钱，霜桑叶三钱，麦冬二钱（去心），川贝母二钱（去心）。不用引。夏加飞滑石一钱。”有报道称“刊送传单，行之颇效”；内蒙古多伦发生流感时，病情与京津两地相似，《大公报》刊登《覆多伦商会函》一文，将以上两方转布于报；在河南开封，报道指出：应对秋瘟“若仅施以清解等药，亦无大险，唯不可大散与下剂耳。凡误投杂药者，多致不救，转症始危险也”。在云南，另有商号传印通用药方两单，评价其“均属清凉之品，病原亦甚相符……地方人按方服药，亦甚有效”。诸如此类刊登于报的药方还有许多，但大体不离疏风清热、解毒养阴之法。

此外，当时的政府官僚机构也配合中医对本次疫病防控作出了巨大的贡献。事实上，直至清末，中国尚未真正建立专门的独立卫生管理机构，只是由相关机构代为履行管理卫生之职责。以戊戌变法时期为例，湖南的维新人士于1898年成立了湖南保卫局，其宗旨为“去民害，卫民生，检非违，索罪犯”，同时也兼管城镇卫生，并制定了清理街道章程以保持城市卫生和市民健康，其他地方的卫生事宜也多由当地的巡警部统管，这些负责卫生事务的单位，虽因时局动荡并未整合为一股力量，但在疫情期间的确各自发挥了重大作用。在第一次疫情加剧时，统管天津卫生事务的北洋防疫处即针对疫情研究了治疗方法，并预备了治疗药品，要求感染的患者“径来本处陈述病状，领取药品，以资治疗，慎勿观望”，同时也派出了医疗人员携带药品分赴各个乡镇，并在之后召集他们开会讨论疫情防控办法。各乡镇警察厅亦召集医护人员研究时疫，免费救治患者，并颁布公告呼吁百姓，注意卫生，“如有民户染患时疾者，责令随时报告，以凭派医诊治，而资研究”。此外，为了防止交通运输带来的疫情扩散，各方部门亦采取了各种措施。据报道，当时的保定警察厅发布清道布告，出动警厅自有的卫生夫及清道车辆，并“专雇夫役，逐日清洁”；在周边疫情严重的涞源县，当地知事设立了防疫所，“凡有客商入境，派医实行检查，方准放行”；人流量较大的铁路运输部门更是聘请医师在各大车站设立验疫所，并在车厢内派遣专人定时用卫生药粉洒扫座位，进行消毒，也置备了各种治疫药丸，以便随时救治。

值得一提的是，宁波定海县知事冯秉乾发布的《救治时疫之布告》，此文以六言文体写成，朗朗上口，言语通俗易懂，令人生趣，现将全文摘录如下：“定邑城乡内外，近来疫症流行。由于天时亢旱，井河饮料不清。加以人民习惯，多不讲究卫生。以致酿成疾病，性命危在俄顷。民生疾苦如此，本县轸念殊深。特与医家考证，厥病是为风瘟。主治宜银翘散，有无咳嗽须分。药味照方加减，初起服之极灵。兹将各方列后，布告县属人民。凡有患此病者，不及延请医生。赶紧照方买药，连服自可安宁。方药并非贵品，万勿吝惜钱文。须知身命要紧，不可迷信求神。妄食香灰神水，转致误害己身。按照清洁方法，大家认真实行。即于卫生有益，病患自然除根。务望通人达士，解说不惜口唇。使彼无知乡愚，俾得一体遵循。”这则公告简明扼要地讲解了疫病发生的原因、病性、防治措施，并劝诫百姓不可惜财迷信，应及时就医，可谓用心良苦，树立了官府引导百姓防治疫病的典范。

1919 年年末，中国范围内的流感疫情基本结束，可以说大流感的确给中国的民生造成了巨大的打击，有防疫报告称“染此症而亡者，不下六十万人”，但同时又指出，流感“之入中国为祸，尚不若在他国之甚”。根据统计，第二波疫情重灾区热河特别区在 1918 年 10 月至 1922 年 11 月期间男性流感患者合计 3573 人，其中 3490 人康复，67 人死亡，死亡率为 1.9%；女性流感患者合计 2630 人，其中 2534 人康复，84 人死亡，死亡率为 3.2%；而同时期的美国旧金山市有 23639 人患病，其中 2122 人死亡，死亡率高达 8.98%，这种显著的差异的确说明与他国相比，本次中国的流感疫情较为平和。有观点认为中国人事先接触过病毒，许多个体产生了能对抗病毒的抗体，故而可以幸免于难，甚至借此抹黑中国，将世界疫情归咎于中国，认为导致本次世界范围内大流行的流感来自中国。但查阅各项史料就可以发现，中国疫情加剧节点晚于欧美，疫情暴发趋势是由沿海至内陆，因此这种观点只是一种低劣的种族主义攻讦，并未成为学术界主流观点。也有观点认为，鉴于当时中国社会发展状况，落后的交通运输限制了人口流动速度，一定程度上阻拦了疫情的传播。这种说法只能解释中国部分地区疫病感染率较低的情况，但实际上中国城市地区的感染率与同时期欧美地区相比并无明显差异，从理论而言，社会发展程度更高、科技应用更广的欧美地区患病死亡率应该较低，但事实是中国城市地区的病患死亡率远低于同时期欧美城市，因此这种观点也并不符合实际。据此可以推断，在西方医学知识并未广泛流传于当时中国的情况下，是中医药与官民团结一致的抗疫信念共同抵御了本次流感的冲击。

大流感结束后，1933 年，三位来自英国的科学家威尔孙·史密斯、克里斯托弗·安德鲁斯，以及帕特里克·莱德劳，终于成功分离出第一个人流感病毒，根据病毒表面蛋白血凝素（hemagglutinin）与神经氨酸酶（neuraminidase）的种类进行命名，第一个人流感病毒即命名为 H1N1。

我国近代医家对疫病的认识进一步深入。张锡纯在《医学衷中参西录》曰“伤寒、温病，始异而终同”“伤寒发表可用温热，温病发表必须辛凉，为其终同也。故病传阳明之后，无论寒温，皆宜治以寒凉，而大忌温热”。张氏主张寒温统一，且还认为西药善治标，中药善治本，创石膏阿司匹林汤为中西医汇通尝试之先举。丁泽周从伤寒与温病的发病均属外感热病入手，认为二者当统一辨证分析。如伤寒初起用辛散是为常法，温病初起亦用辛味药以散邪。他虽持“寒温统一”观辨治外感病，但临床还是强调以“六经为纲”，指出伤寒与温病的表现不同是由于“人之禀赋各异，病之虚实寒热不一，伤寒可以化热，温病亦能转变化寒，皆随六经之传变而定”，“宗《伤寒论》而不拘于伤寒方，宗温病学说而不泥于四时温病”。名医施今墨认为外感病为外邪入侵，“外感热性病多属内有蓄热，外感风寒。治疗时应既解表寒又清里热，用药时表里比重必须恰当”。其创治外感病的七解三清、六解四清、半解半清、三解七清等法。其善用《伤寒论》栀子豉汤，栀子清里，豆豉解表，示后人治疗外感之大法。

直到 1939 年，随着电子显微镜的发明，科学家们终于亲眼看到流感的罪魁祸首——正黏病毒（orthomyxovirus），简称流感病毒，包括人流感病毒和动物流感病毒，并且发现人流感病毒分为甲（A）、乙（B）、丙（C）三型。随着科学研究的进一步推进，甲型病毒成了科学家们关注的焦点：它既能让人类感染，也可以让动物（特别是猪、马，以及海洋哺乳动物）感染，而且还可以快速变异，从而导致大规模的暴发性流感。

1941年，洛克菲勒基金会宣称，他们成功研发出了一种流感疫苗，直至1944年，这款疫苗才被证实可以用于预防流感。1946年，流感疫苗接种才首次向公众开放。

令人遗憾的是，疫苗的保护也并没能完全阻止流感的肆虐，事实上被世界卫生组织记录的有明确证据的流感大流行在而后的百余年共出现过4次，累计有数亿人感染和数千万人死亡。分别为1957年的“亚洲流感”（H2N2亚型），造成全球100万～400万人死亡；1968年的“香港流感”（H3N2亚型），其致死人数与“亚洲流感”接近；1977年的“俄罗斯流感”（H1N1亚型）与2009年甲型H1N1流感（pH1N1亚型），其传染性及病死率虽不及前几次流感大流行，但仍然给全世界人们的生命安全带来了较大威胁。

在病毒方面最终揭开谜底的是美国军事病理学研究所杰弗里·陶贝格尔教授（J. Taubenberger）所率领的研究组，他们在2003年成功复制出“西班牙流感”病毒的8个基因排序，并表明1918年的大流感属于禽流感的一个变种。此时，距离当时的大流感流行已经过去近90年。

回顾我国对流感的研究。当代医家董建华教授等以中医外感学说的基本理论为依据，吸收各家辨证之精华，强调温热病邪造成的气机障碍，故治疗以宣畅气机、祛邪外出为法，并重视热病初期表证的治疗，以防疾病的传变。周平安教授继承总结董建华的学术思想，明确提出采用“三期二十一候”统一中医辨证规范，汲取了各种辨证方法的精华，尝试“寒温统一”，提出把外感热病分为表证、表里证、里证三期二十一个证的新辨证思路。姜良铎教授认为流感属中医学“疫戾之邪”，在治疗流感中重视“毒邪致病”的病机，将祛邪解毒作为一个重要治法，强调用药宜早，但不可过于苦寒，应兼顾患者正气及脾胃功能，遵循“保胃气、存津液”的思想。刘清泉教授率先提出以“流感”作为流行性感冒的中医病名，强调精准命名，并通过分析甲型H1N1和甲型H3N2流感病毒致病人群的中医症状表现，尝试寻找不同分型的流感病毒是否存在其对应的中医属性，取得了初步的进展。

历史已经证明，只要善加运用，中医一定能在流感的防治中发挥突出的作用。但时代在进步，西医已经在流感的预防、诊断、监测、治疗及重症护理方面取得了长足的进步。中医也不能泥古不化，如何利用现代科技、西医学知识来深化发展、完善中医学的疫病理论，使中医学对流感的认知更加深刻全面，从而在流感的防控与诊治中发挥重要的作用，这是当下最重要的问题，也是我们职责之所在。

第二章

中医治疗流感的现实意义

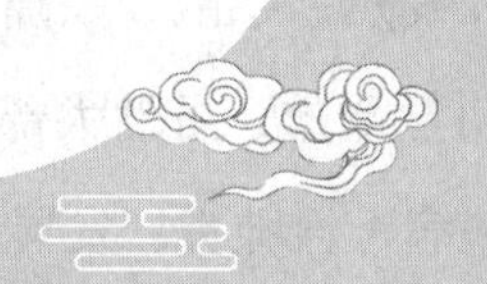

虽然流感已经和人类共存了很长时间，但人类并没有完全“驯化”流感病毒。流感病毒感染仍然是全球卫生的一个重要问题。每到一定的时机，流感病毒就会卷土重来。流感的发病具有季节性，在温带地区，其高峰常在冬春季，而热带、亚热带地区既有季节性周期流行，也可全年流行，严重危害着人类的健康。由于流感病毒变异率高，人群普遍易感，流感成为第一个实行全球监测的传染病。根据世界卫生组织统计，全球每年有 5% ～ 10% 的成人和 20% ～ 30% 的儿童罹患季节性流感，重症患者有300万～500万人，死于呼吸系统并发症者有29万～65万人。孕产妇、婴幼儿、老年人及慢性基础疾病患者等属于高危人群，患流感后易出现重症和危重症，死亡风险较高。

流感常以发热、寒战、头痛、肌痛为主要临床表现，全身症状较普通感冒相比明显严重，虽然大部分流感均可自愈，但部分人群容易蔓延至肺部，引起病毒性肺炎，发展成重症甚至死亡。当前针对流感的防治，主要的手段是抗病毒药物治疗和疫苗防控，但此二者都存在一定的局限性，限制了医学对流感的防控力度。

一、抗病毒药物治疗流感现状

目前我国上市的抗流感病毒药物有神经氨酸酶抑制剂、血凝素抑制剂和 M2 离子通道阻滞剂等。神经氨酸酶抑制剂类抗病毒药能选择性地抑制流感病毒表面的神经氨酸酶活性，进而抑制成熟的流感病毒脱离宿主细胞及在人体内传播，是治疗流感的一线药物。临床常使用的神经氨酸酶抑制剂类药物包括奥司他韦（oseltamivir）、扎纳米韦（zanamivir）、帕拉米韦（peramivir），皆是小分子药物，通过干扰病毒的释放从而达到抗病毒作用。阿比多尔（arbidol）为血凝素抑制剂，通过抑制病毒复制早期膜融合发挥抗病毒作用，抗 RNA 病毒的作用较抗 DNA 病毒的作用更显著，还可诱导产生干扰素，通过调节机体免疫功能，缩短疾病的进程。M2 离子通道阻滞剂的代表药物是金刚烷胺（amantadine），通过抑制 M2 蛋白的活性来抑制流感病毒的感染和复制。其他抗病毒类药物还包括 RNA 聚合酶抑制剂法匹拉韦（favipiravir）和匹莫迪韦（pimodivir），以及影响病毒抢夺宿主 mRNA 帽子（cap-snatching）功能的 CAP 依赖性核酸内切酶抑制剂巴洛沙韦（baloxavir）。

抗病毒药物在临床治疗中存在一定的局限性，主要表现在以下几方面。

首先，抗病毒药物使用的时间窗问题。奥司他韦属于神经氨酸酶抑制剂类的临床常用药，研究表明在流感症状出现 48 小时内使用奥司他韦的疗效最佳，然而仅有少量的患者能够及时接受药物治疗。研究发现疑似流感患者在入院后 6 小时内使用奥司他韦进行治疗，可以缩短住院时间、改善生存率。不过如果患者已经出现了下呼吸道感染症状，即使在入院后 24 小时内经验性地使用奥司他韦，也不能更好地改善患者的流感症状、降低病死率。

目前对于病毒性肺炎的治疗除了必要的对症治疗，及时开始抗病毒治疗是影响患者预后的关键因素，对于流感早诊早治可以更好地减少重症和并发症，最佳时间是在症状出现的 48 小时内使用抗病毒治疗。流感患者应用奥司他韦等抗病毒药物的时间窗较窄，有些患者盲目地认为奥司他韦具有预防作用，故而在流感季提前用药，其实本类药物是通过抑制病毒的复制而起到治疗流感作用的，如果人体没有感染病毒，吃了也没有任何作用。奥司他韦是在体内存在病毒的前提下起到杀灭病毒的作用，它不能抵抗病毒侵入人体。

临床上诊断流感，需要结合患者实际的情况全面评估病情，比如有没有相关流感患者的密切接触史，有没有流感样的症状，如发热、乏力、全身不适，甚至有的人可能还有胃肠道反应等，也可以根据血常规中是否有白细胞总数正常或偏低，同时结合甲型、乙型流感病毒检测来确定。目前多采用甲型和乙型流感病毒抗原检测，如果都是阴性的情况下，只能提示可能没有感染甲型或者乙型流感病毒，但是这个结果不是绝对的。因为目前无论是采用胶体金的方法，还是采用 PCR（聚合酶链式反应）的技术来检测甲型或者乙型流感病毒，都有一定比例的假阴性结果，这也是导致部分患者未能在有效时间内尽快使用抗病毒药物的原因之一。

其次，药物的抗病毒效力问题。抗病毒药物的效力取决于病毒感染引起症状的严重程度和流感毒株类型，所以其抗病毒的效力并不稳定。

再次，就是抗病毒药物众所周知的耐药问题。由于流感病程较长，病毒变异速度较快，广泛使用抗病毒药物使流感病毒产生耐药性的风险明显增加，甚至能够扩大病毒突变的范围。M2 离子通道抑制剂如金刚烷胺，曾广泛地应用于流感的治疗。遗憾的是，研究者们发现金刚烷胺能够诱导流感耐药株的出现，尤其是自 2009 年暴发 H1N1 后，流感病毒对此类药物的耐药性已经不可忽视，所以目前金刚烷胺等 M2 离子通道抑制剂已不推荐使用于临床。此外，神经氨酸酶抑制剂被广泛用于控制流感，也促进了病毒变异株的出现，最为常见的是甲型流感病毒中 H274Y 变异，变异株可以破坏奥司他韦与病毒的结合，引起病毒对奥司他韦耐药，虽然目前的耐药率普遍较低，但研究者认为变异株暴发后会引起较高的病死率，需要引起重视。在应用静脉滴注帕拉米韦和口服奥司他韦治疗流感时，应适当缩减用药时间及剂量，快速缓解临床症状是上述药物临床应用中亟待解决的问题。虽然神经氨酸酶抑制剂类抗病毒药物仍然适用于流感的治疗和预防，但仍旧不能对流感病毒的变异掉以轻心，一旦一个新的流感病毒产生并流行，会对人类造成不可估量的伤害。

抗病毒药物的使用还有其他方面的局限性。如果临床上高度怀疑为流感病毒感染，即便查出甲型或者乙型流感病毒抗原检测阴性，仍然可以采用治疗流感的奥司他韦来进行诊断性治疗，但这种情况下奥司他韦的应用及报销等方面就受到了限制。

此外，针对奥司他韦的不良反应报道较多，包括恶心、呕吐、腹痛、腹泻等胃肠道症状。美国食品药品监督管理局在2008年发出对于“达菲”的用药警告，部分服用“达菲”的患者，特别是儿童患者会出现精神错乱和幻觉等严重的不良反应，甚至造成死亡。该局提议对美国境内“达菲”的说明书进行修改，并建议医生和父母们仔细阅读说明书，对服药后的患者也要进行密切观察。

另一方面，菌群紊乱的问题也值得关注。研究表明在流感病毒感染期间，定植于呼吸道黏膜表面的细菌会增加，从而导致二重感染率的增加。正常的微生物菌群可以起到防止潜在致病微生物建群及防止已经存在的机会菌过度生长的作用。但各种因素引起的外来致病菌的侵入，以及内源菌的过度生长都会导致呼吸道菌群失调。而目前有关流感病毒对呼吸道微生态的研究报道较少，因此也没有成熟的应用生物制剂补充鼻、咽部消亡菌及弱势菌来治疗流感的方法。

二、接种疫苗防控流感现状

除了抗病毒药，流感防治的另一利器是通过接种流感疫苗形成机体对流感病毒的免疫能力。我国城市人群对流感病毒有一定认识，对流感疫苗的接受度存在从低到高的发展态势。研究人员通过调查发现，四川省和河南省城市家庭在2009～2011年流感流行季节的疫苗接种率普遍较低，3年平均接种率约为8%。而10年之后，研究人员对广州、廊坊、南京、苏州、太原和重庆6地区进行流感季流感疫苗接种现状调查，发现2019～2020年人群流感疫苗接种比例为12.95%，其中6月龄～5岁儿童接种比例为26.84%，6～17岁学生为14.78%，18～59岁成年人为3.99%，≥60岁老年人为10.97%，研究发现作为流感重症高危人群的5岁以下儿童和老年人需要进一步提升流感疫苗接种覆盖率。人群接种率的提高体现了人们对疫苗的认识和信任不断加深，这是既往流行病防控取得的可喜成就。未来还需要加大对流感疫苗相关知识宣传力度，提供便捷的咨询和接种服务可提高公众流感疫苗接种率。

流感的强传染性、强变异性给人类健康带来重大威胁，国际上虽然已经形成了全球监测系统，但是由于地域、气候、人的体质等不同，目前也未对流感的传播规律形成系统认识。另外，疫苗的研究永远无法赶上病毒的变异，疫苗的防控总是会存在一定程度滞后的问题。这些都是当前医学所面临的困境。

三、中医药治疗流感的优势

抗病毒治疗存在一定的局限性，现有的治疗措施尚不能完全满足治疗需求，流感的防治工作任重而道远，因此迫切需要挖掘其他有效的治疗措施。

通过对流感简史的回顾，我们看到了历史上我国人民应对一次次流感暴发的勇气和智慧，中医药在防治传染病方面积累了丰富的实践经验。大量临床研究显示，中成药、中药复方，以及中西药联用治疗流感效果显著，能够缩短患者病程，减轻上呼吸道感染严重程度，缓解流涕、鼻塞、头痛、肌痛、关节疼痛等流感症状，在与西药联合使用时，还可以减少西药的使用量和毒副反应，减少继发性肺炎的发生率。为进一步提高流感中医规范化诊疗水平，本项目组结合近期国内外研究成果及我国中医药抗疫经验制订了一套《中医药治疗流感临床实践指南》（具体见第七章、第八章、第九章）。

随着研究的不断深入，更多的中药抗流感病毒活性成分被发现，如黄酮类、多酚类、多糖类、生物碱类、挥发油类、木脂素类等。这些成分主要通过抑制流感病毒的生物合成、抑制病毒的黏附、抑制炎症因子的表达、促进抗炎因子的表达、调节机体的免疫功能、减少病毒载量从而起到抗病毒感染的作用。

中医药在解决某些环节的问题时能够发挥重要作用，能够有效减少流感发病率、缩短病程、提高临床疗效、降低危重症率、降低死亡率等，取得了较为明显的社会和经济效益。中医与西医应该优势互补，才能发挥更好的疗效，使患者受益。

第三章

中医典籍中的流感治疗策略

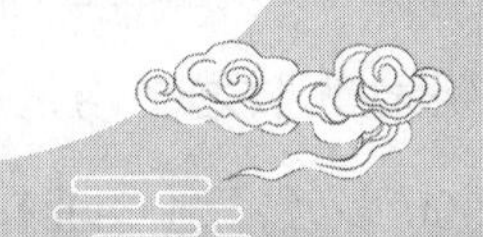

外感病是中医学中最为丰富的内容，外感病又可大体分为伤寒、温病，提高中医治疗流感的疗效，首先应回顾中医典籍，从中寻找治疗流感的思路。回顾典籍所面临的第一个问题，流感应归属于“伤寒”还是“温病”？这是一个复杂的问题。

一、流感与伤寒、温病的关系

“伤寒”能成为中医外感病中的重要部分，与张仲景撰写的《伤寒杂病论》密切相关。张仲景生活于东汉末年，当时战乱频繁，灾疫连年，民不聊生。《后汉书·五行志》记载汉安帝元初六年会稽大疫至献帝二十二年建安大疫期间共发生大的疫情 10 次，尤其是建安年间，疫情持续时间之长、死亡人数之多均是历史上少见的。据记载，恒帝永寿二年全国人口为 5000 多万，到三国末年，魏、蜀、吴三个国家人口合计只有 560 多万。全国人口缩减 90% 的原因除连年战乱以外，疫情肆虐是更为重要的原因。曹植《说疫气》描述了当时疫病的惨状，曰“建安二十二年，疠气流行，家家有僵尸之痛，室室有号泣之哀，或阖门而殪，或覆族而丧”。根据《伤寒论·序》记载，张仲景家族“向余二百，建安纪年以来，犹未十稔，其死亡者，三分有二，伤寒十居其七”。

建安瘟疫的原因至今没有确切的定论，其起源很可能和匈奴与汉军的战争有关。据《汉书·西域传》记载：“闻汉军当来，匈奴使巫埋羊牛所出诸道及水上以诅军。单于遗天子马裘，常使巫祝之。缚马者，诅军事也。”匈奴人将羊牛埋在汉军行走的通道，以及需要使用的水井中，将沾染疫毒的皮衣献给皇帝，将感染病毒的战马捆缚前腿放到长城脚下，使汉军染上疫病丧失战斗力。汉人面对这种传染性极强的病毒毫无免疫力，使东汉末年中原人口急剧减少，最终东汉灭亡。汉朝之后北匈奴不断西迁，同时也把瘟疫一路传播到了欧洲。《世界简史》记载："罗马和中国在公元2世纪遭受一场大灾难，他们抗击北方野蛮民族的力量也由此减弱。瘟疫在中国大地上肆意蔓延了十一年之久……最后汉朝灭亡。"可见瘟疫来自匈奴一说是有可能的。

《后汉书·五行志》记载"献帝初平四年六月，寒风如冬时"。曹丕在225年到淮河广陵视察十多万士兵演习，由于严寒，淮河突然冻结，演习不得不停止。可见东汉末年气候反常，气温偏低是东汉后期疫情剧增，以及《伤寒论》更注重寒邪致病的重要原因。肆虐中原的"建安疫病"究竟是哪种传染病现在已无从考证，而结合《伤寒论》的成书背景、在当时及对后世的影响力可以推断，《伤寒论》中描述的"伤寒"可能是以寒邪致病为证候特点的寒性瘟疫而并非普通的感冒，是张仲景在长年的疫情中通过大量的病例对"建安疫病"发病规律的总结和归纳。

东汉以前中国人口主要分布于黄河中下游，且气候寒冷，外感热病以伤寒为主，所以"法不离伤寒，方必宗仲景"的观点逐渐形成。此后几百年间，气候逐渐转暖，且唐代末年和宋代又出现了多次大规模的人口向长江流域和珠江流域的迁移，人口密集加之气候温暖导致外感热病以温病为主，这一时期也是温病学派发展的鼎盛时期。由于《伤寒论》详于寒而略于温，对表现为"发热而渴，不恶寒"的温病没有详细论述，在治疗方法上有一定的局限性，未能涵盖全部的外感热病，随着后世医家对于外感热病的认识逐渐加深，又提出了寒温应当分论的见解。

如金代刘河间临床治疗上突破了《伤寒论》辛温解表和先表后里的原则，将苦寒药配合辛温药，辛凉解表兼清里热，自制防风通圣散寒温并用，开创了辛凉治热病的先河。至明清时期以吴又可、戴天章、余师愚为代表的温疫学派已认识到流感不同于普通感冒，与感受时行疫毒有关。林珮琴《类证治裁·伤风》中首次提出“时行感冒”之名，曰“时行感冒，寒热往来，伤风无汗，参苏饮、人参败毒散、神术散”。以叶天士、吴鞠通、薛生白、王孟英为代表的温热学派主张对外感热病从热立论，创立了卫气营血和三焦辨证论治体系，从而弥补了《伤寒论》的缺陷，使外感病辨证体系臻于完善。如《温病条辨》云“太阴风温、温热、温疫、冬温……但热不恶寒而渴者，辛凉平剂银翘散主之”，吴鞠通创立辛凉三剂，银翘散为辛凉平剂、桑菊饮为辛凉轻剂、白虎汤为辛凉重剂，在现代外感热病的治疗中仍被广泛应用。

为了消弭伤寒与温病之间的争论，最终形成了伤寒有广义和狭义之分的主流学术观点。《难经·五十八难》曰：“伤寒有五，有中风、有伤寒、有湿温、有热病、有温病。”广义伤寒为一切外感热病总称，包括中风、伤寒、湿温、热病、温病，而狭义伤寒则是外感热病中的一种寒性疾病。张仲景《伤寒论》以狭义伤寒为主，对于温病仅有“太阳病，发热而渴，不恶寒者，为温病”的论述，且缺少对温病的证治方药阐述。随着历代医家对外感热病认识的深入，温病学派出现，明清时期形成了卫气营血和三焦辨治体系，更加注重寒凉清热药物在外感热病中的应用，补充了《伤寒论》治疗温病论述的不足。六经辨证和卫气营血辨证、三焦辨证均是对同一种外感热病病情不同阶段证候的描述，只是各自论述角度不同且在名词术语使用上存在差别。《伤寒论》六经辨证和温病辨证学是中医外感病两个互补的辨证论治体系。温病学说起源于《伤寒论》，是在《伤寒论》的基础上对外感热病理论体系的补充和完善。狭义伤寒和温病对外感热病的认识都是不全面的，温病和狭义伤寒是外感热病的两个组成部分，把狭义伤寒和温病对立起来显然是不恰当的。

古人在没有病原学检测手段的前提下，很难区分流感和普通感冒，只能通过大量患者的临床表现来总结其发病特征。普通感冒多散发、呈自限性，不会出现大范围流行，而流感发病急、传变快，可能引发严重的并发症，极易发生大范围流行。因此我们推测，在瘟疫流行背景下成书的《伤寒论》和多数温病学派的专著中所记载的外感热病，应该已经包含了流感的治疗。

二、流感对应的古代外感病名

流感病毒根据核蛋白和基质蛋白分为甲、乙、丙三型，每型流感病毒又因变异而产生很多病毒亚型。这就导致了每次的流感可能是由一种或几种流感病毒引起的，不同年份的流感暴发流行或者同一年份不同季节的流感暴发流行，可能由不同的病原引起。

不同的流感病毒可能会引起不同的临床症状，也可能在暴发的季节方面有所差异。这些不同症状和不同季节，不在西医学考虑范畴，西医的抗病毒治疗和对症支持治疗也不会因这些差异而作大的调整。但在传统中医学来看，这些差异可能诊断为不同的疾病，有着不同的病机、不同的治疗方法和不同的预后。

流感的暴发具有季节性，我国北方的暴发高峰在冬春季节。阴历的四季划分一般以 1 ～ 3 月为春季，4 ～ 6 月为夏季，7 ～ 9 月为秋季，10 ～ 12 月为冬季，以公历划分则 3 ～ 5 月为春季,6 ～ 8 月为夏季,9 ～ 11 月为秋季，12 月～次年 2 月为冬季。以冬春季节而论，包含了公历的 12 月至来年 5 月，包含的二十四节气至少有冬至、小寒、大寒、立春、雨水、惊蛰、春分。冬至至大寒属于六气中的太阳寒水主令，此时发病多属于伤寒或者冬温。若在大寒至惊蛰之间，则为厥阴风木主令，此时发病多属于风温或者春温。若在春分以后发病，属于温热范畴。在南方流感一年四季皆可暴发流行，而高峰季节为夏季和冬季，若在夏季则属于温热或暑温范畴。由此可知，流感很难对应一个具体的中医外感病病名。

这些根据节令而设定的中医传统病名并非徒有虚名：比如伤寒症状为恶寒身痛无汗，病机属于寒邪外束于肌表，治疗首当辛温解表散寒；春温症状也是头身疼痛恶寒，但兼见口干口渴，其病机是冬不藏精或冬伤于寒，至春时因感受寒邪而发病，其病机是寒邪外束，内热郁闭，阴津不足，治疗首当辛凉解表，若误用伤寒的辛温解表法，则伤津耗液，变证百出。如果某年流感的暴发季节和临床症状与中医传统疾病中的伤寒高度吻合，那么可以重点借鉴《伤寒论》的理法方药，以及古代医案中的“伤寒”病的治疗经验；如果与春温高度吻合，那么中医治疗则应重点借鉴叶天士的《三时伏气外感病篇》，以及古代医案中的“春温”病的治疗经验。

三、流感辨治的三因制宜

以上仅仅通过发病季节探讨了流感的中医病名属性，若欲提高中医治疗水平，细化治则治法和用药，还应考虑很多因素。这些需要考虑的诸多因素，古代中医简明总结为“三因制宜”四个字。比如不同年份同在12月份暴发流感，会因主运、司天、在泉、客气的不同而有所区别，这就是有的疾病处方今年灵验而明年同样疾病方药不验的原因之一。除了发病季节的不同，在同一个流感暴发季节中，还会有体质差异的影响。妊娠期妇女、老年人、儿童、肥胖者，以及有各种慢性基础疾病者，属于流感的高危人群，罹患流感后容易发生流感重症。这些体质差异在中医古代典籍中论述颇多。中医论述传染病常云：不论老幼，症状相似，可以一方通治。这是把握了同一种传染病致病的共性，其实古代关于疫病的著作从来没有忽视过体质不同所致的临床差异，比如吴又可论述的“老少异治论”、叶天士论述的“面色白者须要顾其阳气”“面色苍者须要顾其津液”“妇人病温……但多胎前与产后及经水适来适断”、杨栗山所论“四损不可正治辨”等，皆是针对不同体质或特殊人群的专门论述。

作为中医从业者，面对流感患者，应该借鉴传统的中医治疗流感经验，更加细致准确地把握病情，制订个体化的处方。尤其面对重症流感，病势进展迅猛，遣方用药必须谨合法度，稍有疏忽则难免“谬以千里”。在古代没有西医的治疗技术，全凭中医药救治，彼时最能体现治疗欠妥的灾难后果。西医学的有效干预会掩盖中医误治的种种坏证，但这并不意味着中医用药可以孟浪随意，只有全面继承传统中医治疗外感病的理论和经验才能取得最好的疗效。

四、中医古籍数据挖掘治疗流感方药选择

数据挖掘方法目前广泛应用于中医研究。中医古籍中防治传染性疾病有着丰富的经验记载。对中医古籍进行数据挖掘分析，探究古人用方用药规律，可以为现在治疗流感提供思路及参考。连博等在《中华医典 V5.0》中，以“疫”“瘟疫”“疫毒”“疠气”“大头瘟”“时行病”“温疫”“时疫”“风温”“秋温”“冬温”11 个检索词进行全文检索，检出 754 条古文记载。筛选出治疗传染病、组方符合中医基本理论、记载药味完整、口服药物条目。根据《中华人民共和国药典（2020 年版）》《中华本草》对古籍记载中药名称进行统一规范化处理，如“丹皮”改为“牡丹皮”，“生地”改为“地黄”等。使用 Microsoft Excel 2019、IBM SPSS Modeler 18.0、IBM SPSS 24.0，进行用药频率统计、四气五味统计、性味归经统计，使用关联规则探索复方配伍规律，设最小支持度为 10%，

最小置信度为80%，分析药物间的关联规则，聚类分析频次≥15次的药物，变量间的相似性测度选用Pearson相关系数。

统计古代医籍中口服治疗传染病药物频次，选取频次≥15次的药物，共20味，累计使用522次。常用药物：甘草65次（占60.19%）、黄芩47次（占43.52%）、桔梗38次（占35.19%）、连翘35次（32.41%）。根据频次，由高到低排序，详见表1。

表1　中医药治疗传染病常用药物

序号	中药	频数	频率（%）	序号	中药	频数	频率（%）
1	甘草	65	60.19	11	玄参	22	20.37
2	黄芩	47	43.52	12	葛根	20	18.52
3	桔梗	38	35.19	13	陈皮	19	17.59
4	连翘	35	32.41	14	黄连	18	16.67
5	柴胡	30	27.78	15	荆芥	17	15.74
6	防风	28	25.93	16	牛蒡子	17	15.74
7	薄荷	27	25.00	17	石膏	17	15.74
8	赤芍	27	25.00	18	白芷	16	14.81
9	川芎	24	22.22	19	金银花	16	14.81
10	羌活	24	22.22	20	升麻	15	13.89

高频用药中，寒性药占45%，温性药占30%；辛味占65%，苦味占50%；肺经占75%，胃经占45%，脾经占35%；四气以寒性为主，无热性药，五味以辛苦为主，无酸味药，归经以肺经为主，无三焦经，详见图1。

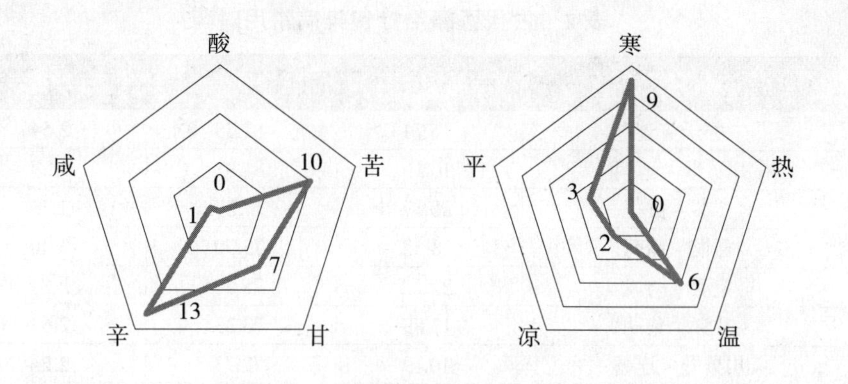

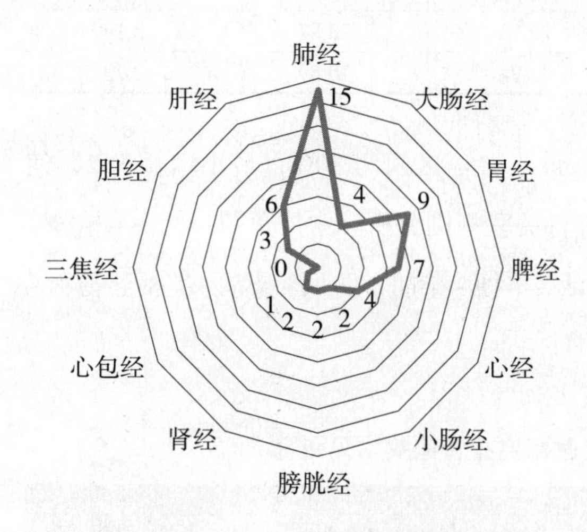

图1　古代医籍治疗传染病高频药物性味归经

关联规则分析是近年来研究中药组方配伍的常用分析方法，对于中医药数据挖掘及总结临床用药经验具有重要意义。设定最低支持度为10%，最小置信区间为70%，最小增益为1.5，使用Apriori算法对166味中药进行关联规则分析。常见对药：牛蒡子－连翘、川贝母－薄荷、玄参－黄芩、葛根－赤芍、羌活－防风、升麻－柴胡等，详见表2。

表 2　古代医籍治疗传染病常用对药

对药配伍	支持度（%）	置信度（%）	增益
牛蒡子－连翘	15.74	82.35	2.54
川贝母－薄荷	10.19	81.82	3.27
玄参－黄芩	20.37	77.27	1.78
葛根－赤芍	18.52	75.00	3.00
羌活－防风	22.22	75.00	2.89
升麻－柴胡	13.89	73.33	2.64
川贝母－连翘	10.19	72.73	2.24
黄连－黄芩	16.67	72.22	1.66
川芎－羌活	22.22	70.83	3.19
羌活－川芎	22.22	70.83	3.19
荆芥－防风	15.74	70.59	2.72

设定最低支持度为10%，最小置信区间为80%，最小增益为2，使用Apriori算法对166味中药进行关联规则分析。常见角药：玄参－桔梗－黄芩、玄参－甘草－黄芩、羌活－桔梗－柴胡、防风－柴胡－羌活、薄荷－黄芩－连翘等，详见表3。

表 3　古代医籍治疗传染病常见角药

常用角药	支持度（%）	置信度（%）	增益
玄参－桔梗－黄芩	11.11	100	2.3
玄参－甘草－黄芩	13.89	100	2.3
羌活－桔梗－柴胡	10.19	90.91	3.27
防风－柴胡－羌活	12.96	85.71	3.86
薄荷－黄芩－连翘	12.04	84.62	2.61
白芷－甘草－羌活	11.11	83.33	3.75
葛根－黄芩－赤芍	11.11	83.33	3.33
羌活－黄芩－防风	11.11	83.33	3.21
川芎－桔梗－柴胡	11.11	83.33	3
玄参－桔梗－连翘	11.11	83.33	2.57
羌活－桔梗－川芎	10.19	81.82	3.68

续表

常用角药	支持度（%）	置信度（%）	增益
白芷－羌活－防风	10.19	81.82	3.16
人参－甘草－柴胡	10.19	81.82	2.95
川芎－甘草－羌活	14.81	81.25	3.66
川芎－防风－羌活	13.89	80	3.6
川芎－柴胡－羌活	13.89	80	3.6
荆芥－甘草－防风	13.89	80	3.09
羌活－甘草－防风	18.52	80	3.09

设定最低支持度为10%，最小置信度为80%，最大前项数为4，使用Apriori算法对166味中药进行关联规则分析。常见配伍：玄参、桔梗、甘草－黄芩，防风、柴胡、甘草－羌活等，具体结果见表4。

表4　古代医籍治疗传染病常见配伍

关联规则	支持度（%）	置信度（%）	增益
玄参、桔梗、甘草－黄芩	10.19	100.00	2.30
防风、柴胡、甘草－羌活	11.11	91.67	4.13
玄参、桔梗、黄芩－甘草	11.11	91.67	1.52
羌活、防风、柴胡－甘草	11.11	91.67	1.52
川芎、防风、甘草－羌活	10.19	90.91	4.09
川芎、柴胡、甘草－羌活	10.19	90.91	4.09
玄参、桔梗、黄芩－连翘	11.11	83.33	2.57
玄参、连翘、黄芩－桔梗	11.11	83.33	2.43
川芎、羌活、防风－甘草	11.11	83.33	1.38
川芎、羌活、柴胡－甘草	11.11	83.33	1.38
玄参、连翘、黄芩－甘草	11.11	83.33	1.38
桔梗、连翘、黄芩、甘草－玄参	10.19	81.82	4.02
川芎、防风、柴胡－羌活	10.19	81.82	3.68
川芎、柴胡、甘草－防风	10.19	81.82	3.16
川芎、防风、甘草－柴胡	10.19	81.82	2.95

续表

关联规则	支持度（%）	置信度（%）	增益
玄参、桔梗、甘草 - 连翘	10.19	81.82	2.52
川芎、防风、柴胡 - 甘草	10.19	81.82	1.36

基于复杂网络分析结果，古代医籍中治疗疫病的核心药物为甘草、黄芩、连翘、玄参、桔梗、薄荷、防风、羌活等。详见图 2。

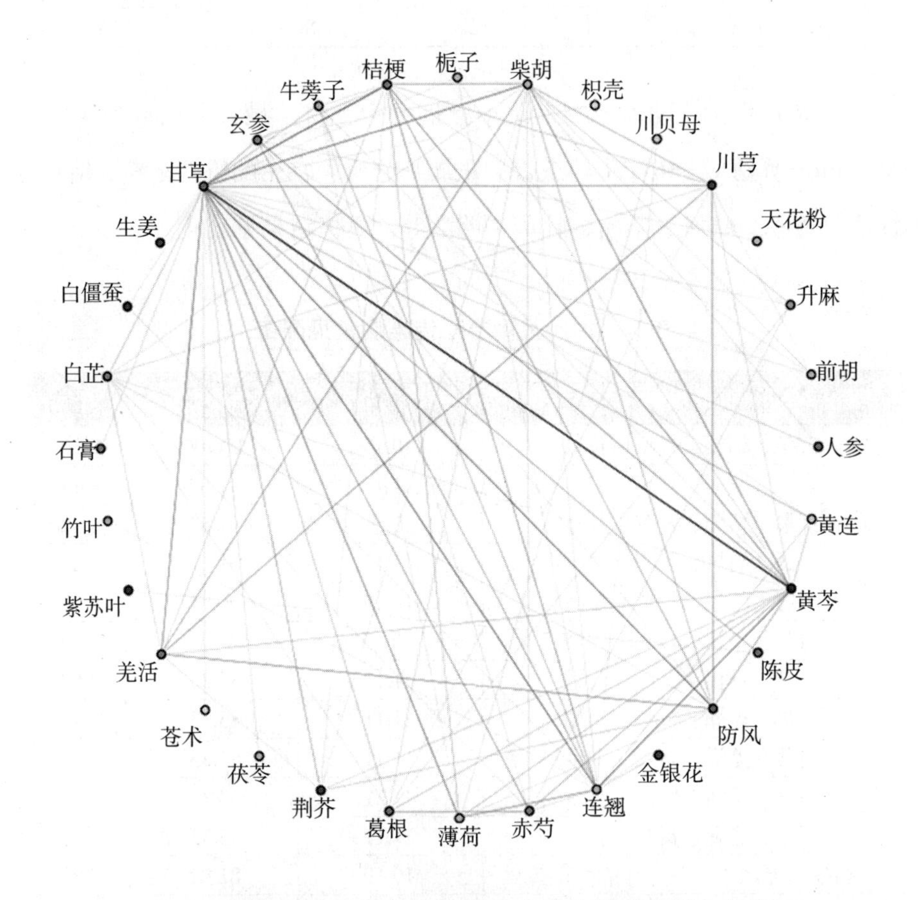

图 2　复杂网络分析古代医籍治疗疫病的药物配伍规律

聚类分析是根据事物本身潜在的特性来研究对象分类的方法。对使用频次≥15的20味中药进行聚类分析，可将20味中药分为4类，详见图3和表5。

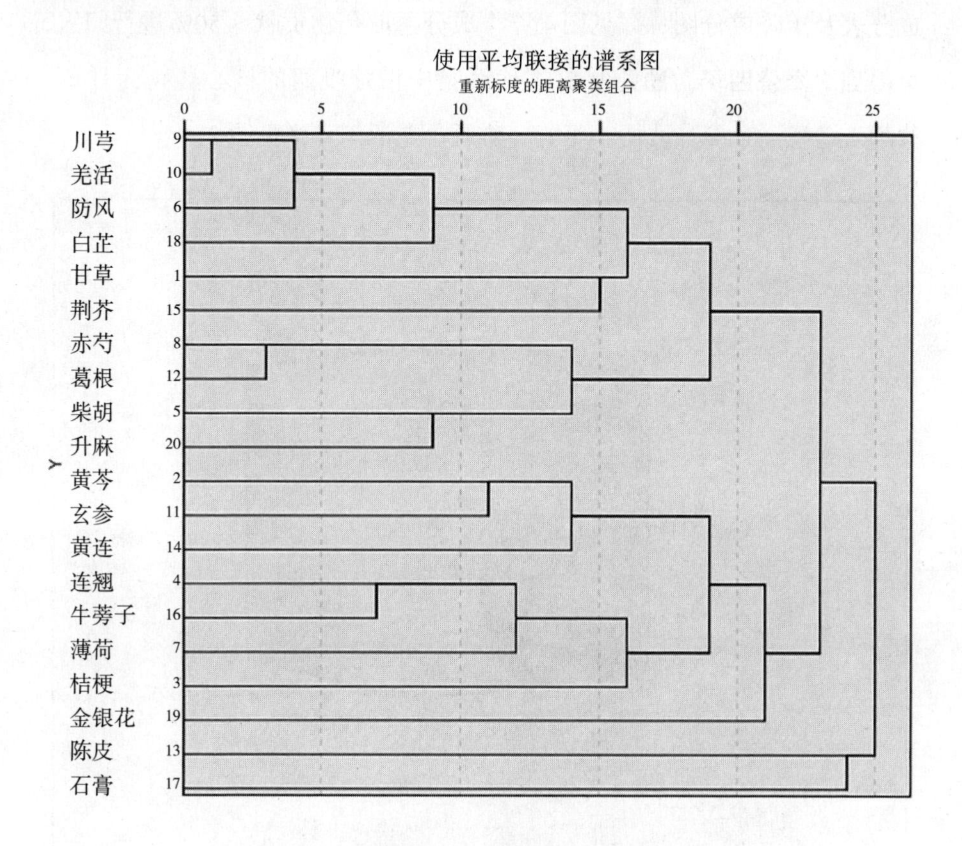

图3　20味中药聚类分析树状图

表5　药物分类结果

聚类分析	药物组成
第一类	川芎、羌活、防风、白芷、甘草、荆芥、赤芍、葛根、柴胡、升麻
第二类	黄芩、玄参、黄连、连翘、牛蒡子、薄荷、桔梗、金银花
第三类	陈皮
第四类	石膏

对频次≥ 15 的高频药物进行因子分析，得出 KMO 统计值为 0.649，巴特利特球形检验 P=0.000，可以进行因子分析。采用主成分分析法，提取特征值＞ 1，得到 7 个成分。根据凯撒正态化最大方差法得到旋转成分表及矩阵成分图，详见图 4。7 个成分选取药物贡献＞ 50% 进行归入，可得到 7 个公因子，详见表 6。

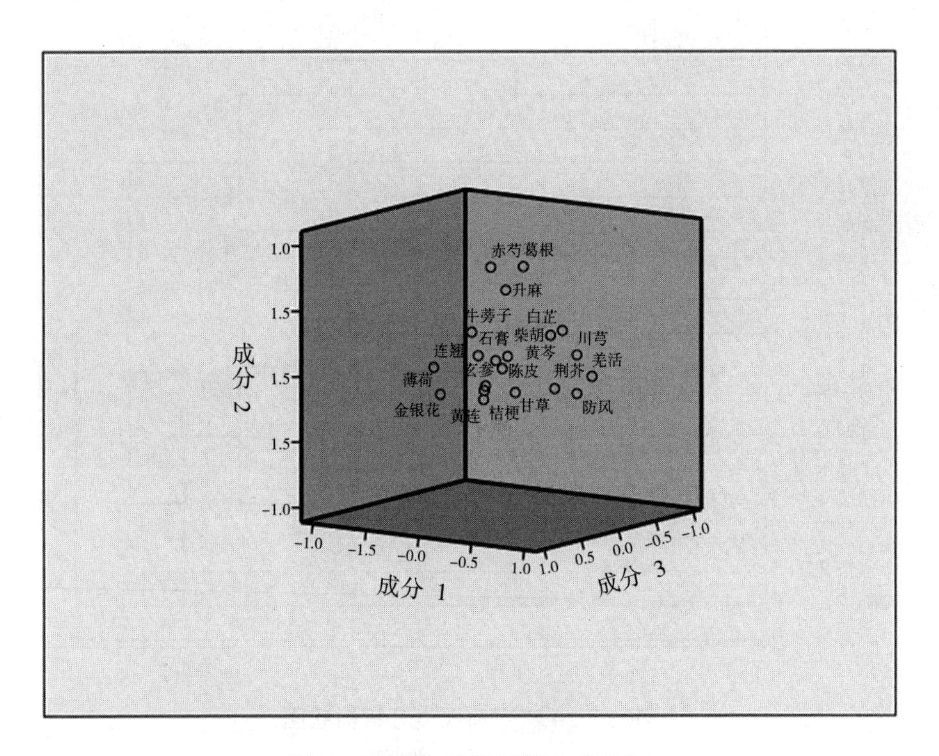

图 4　因子分析高频药物成分图

表 6　高频药物公因子

公因子	药物（贡献率 %）
F1	防风（80.3）、川芎（70.0）、羌活（85.6）、荆芥（52.6）、白芷（56.2）
F2	赤芍（79.6）、葛根（80.6）、升麻（62.5）
F3	桔梗（58.9）、连翘（67.2）、薄荷（75.6）、牛蒡子（58.1）
F4	黄芩（73.9）、玄参（60.0）、黄连（73.0）
F5	金银花（85.3）
F6	石膏（68.3）
F7	陈皮（86.6）

通过对《中华医典 V5.0》数据库进行"疫"及"疫毒"等字段进行全文检索，筛选方剂 108 首，涉及中药 166 味，药品使用频次≥ 15 次的共 20 味，分别为甘草、黄芩、桔梗、连翘、柴胡、防风、薄荷、赤芍、川芎、羌活、玄参、葛根、陈皮、黄连、荆芥、牛蒡子、石膏、白芷、金银花、升麻。高频药物中有黄芩、黄连、连翘等清热解毒药物，以及川芎、防风、荆芥等疏风解表药物。高频药物四气五味及归经以寒性、辛味、苦味为主，归经以肺经为主。苦寒清热解毒，改变机体状态，而非抗毒，辛味发散透表，从而达到解毒给邪以出路。肺为娇脏，主气司呼吸，疫疠邪气易伤肺脏，药物入肺经以帮助肺脏恢复正常宣发肃降功能，更好发挥药效。上述研究结果提示，古籍中治疗传染病主要以清热解毒、疏风解表为主，切合中医对于流感核心病因病机的认识，以解毒、排毒为目的。

本研究使用关联规则挖掘古方用药规律，结果显示古籍中常用药对 11 个，如牛蒡子 – 连翘、羌活 – 防风、黄连 – 黄芩等，相须为用，增加药物功效。常用角药 18 个，如玄参 – 桔梗 – 黄芩、防风 – 柴胡 – 羌活、薄荷 – 黄芩 – 连翘、羌活 – 黄芩 – 防风等，以三种相同功效配伍角药增益度高。常用的配伍为防风、柴胡、甘草 – 羌活，川芎、防风、柴胡 –

羌活，玄参、桔梗、黄芩－连翘等，其中有《症因脉治》的柴胡羌活汤加减治疗少阳风寒眩晕，左脉弦紧，亦有《云岐子保命集论类要》的桔梗连翘汤加减治疗伤寒汗下后，热结胸中者，配伍核心思路分为疏风解表，以及清热解毒，按增益度排列发现疏风解表类配伍增益度较高，可见在古籍中治疗疫病重点在促使毒邪外出，使之在表而解，同时配合清热解毒，防止毒邪深入。

本研究将 20 味高频药物进行聚类分析，结果分为四类，第一类为疏风解表类，如川芎、羌活、防风等，第二类为清热解毒类，如黄芩、玄参、黄连等，第三类为陈皮，第四类为石膏。流感为呼吸道感染病毒，患者表现为发热、咳嗽、咽痛等症状，主要病位在肺，中医治疗以解表、解毒为核心，佐以透邪、解表，若兼夹湿、热、寒等，加以祛湿、清热、祛寒等药物。古籍高频药物聚类后，可从中选取基础解表、解毒类药物组成基本方剂治疗流感。

因子分析是研究从变量群中提取共性因子的统计技术，本研究对 20 味高频药物进行因子分析，共得到 7 大类公因子，因子 F1 中含有防风、川芎、羌活等，为辛味、温性药物，发挥祛风解表功效，因子 F2 中含有赤芍、葛根、升麻，为辛味、寒性药物，发挥解表透疹功效，因子 F3 中含桔梗、连翘、薄荷等，主要为辛味、凉性药物，发挥清热解表解毒、散结排脓功效，因子 F4 中含黄芩、玄参、黄连，为苦味、寒性药物，发挥清热解毒功效。因子分析结果显示，古籍中治疗传染病的几种药物组合方式，与关联分析、聚类分析结果大致相同，主要为疏风解表及清热解毒类药物，可根据不同因子进行搭配。

《中医药治疗流感临床实践指南》将流感治疗期分为轻症、重症及危重症，采取不同的治疗策略，推荐方剂有麻黄汤、柴葛解肌汤、银翘散、桑菊饮、甘露消毒丹、小柴胡汤、麻杏石甘汤、白虎汤、大青龙汤、宣白承气汤、大陷胸丸、清宫汤送服安宫牛黄丸或紫雪散、麻黄附子细辛汤等，推荐中成药有金花清感颗粒、疏风解毒胶囊、连花清瘟胶囊等。对于流感轻症以解表为核心，用药有麻黄、柴胡、薄荷、桑叶等，对于兼夹症状，辅以散寒、宣肺、化湿等，这与中医古籍中遣方用药有相同之处，如柴胡、防风、川芎、羌活、白芷等解表药物。对于流感重症以解毒为核心，用药有连翘、玄参、大黄等，中医古籍中亦有相同之处，如黄芩、玄参、黄连、连翘等解毒药物。中医古籍对于传染病治疗主要分为解表和解毒，为治疗流感的基本方法，与《中医药治疗流感临床实践指南》治疗基本观点相同。

刘清泉教授根据多年诊治传染性及感染性疾病的临床经验，结合中医古籍研究，提出以黄芩、连翘、桔梗、薄荷、甘草为核心的基础药方芩翘消毒饮治疗传染病，全方以解毒为核心，黄芩与连翘并用清热解毒，桔梗宣肺止咳，荆芥与薄荷并用解表透表，给邪以出路，生甘草亦能清热解毒，亦能止咳调和诸药，全方发挥清热解毒、解表止咳之功。

通过对中医古籍的数据挖掘，对古籍中治疗传染病的方剂进行了筛选及分析，初步得到了中医治疗传染病的核心药对和配伍规律，发现了古籍治疗传染病药物及配伍，主要为清热解毒、疏风透邪类药物，与《中医药治疗流感临床实践指南》观点基本相同，与刘清泉教授提出的芩翘消毒饮也相切合，可为进一步探索中医临床治疗流感提供参考。

在特定地域方面，还有研究通过数据挖掘技术，探讨岭南地区治疗流行性感冒的处方规律，发掘新方，以期为下一步临床研究提供干预方药。文献来自中国知网（CNKI）、维普期刊数据库（VIP）、万方数据知识服务平台及中国生物医学文献数据库（CBM）中有关岭南地区治疗流感的文献，时间跨度为自建库至2019年5月12日。研究者发现在证候及治法方面，岭南地区流行性感冒的病位以表、肺、脾、胃为主，病性包括热、外风、湿、痰、毒、寒、暑、阴虚、血热、血瘀、动风等，治法提倡清热解毒、辛凉解表、祛湿、理气、祛痰、活血化瘀、表里双解、滋阴、补气等。流感最常见的证型为风热证、卫气同病证，病理关键在于风热疫毒犯肺，治疗的重心着眼于卫气阶段，治法多采用清解为主。岭南地区流行性感冒多兼夹湿邪，风热夹湿证在临床中并不少见。在选方用药方面，本地区治疗流感多用银翘散、麻杏石甘汤、小柴胡汤、蒿芩清胆汤、柴葛解肌汤、桑菊饮、普济消毒饮、三拗汤、白虎汤、柴胡桂枝汤、止嗽散、鸡苏散、苇茎汤、荆防败毒散、香薷饮、新加香薷饮、清络饮、生脉饮、麻黄汤等组方，选用道地药材创制的自拟方也不在少数。用药以寒凉、温性，以及苦、甘、辛味为主，主归肺、胃、心、脾、肝经。使用频次最多的药物为清热药和辛凉解表药，包括甘草、连翘、黄芩、金银花、桔梗、杏仁、柴胡、薄荷、石膏、牛蒡子等。常见的用药模式（核心药对）包括黄芩－连翘、黄芩－柴胡、金银花－连翘、连翘－薄荷等。上述证治特征与岭南地区独特的自然气候、地理环境、人群体质密切相关。针对本地区多湿、多火的外感热病发病特征，岭南医家十分重视清透、宣畅、祛湿诸法的运用，同时不避热药，主张有是证用是药，并且认为寒温并用既可疏通开达、透泄邪热，又可防寒凉冰伏之弊。

第四章

临床诊疗中流感的中医学特征

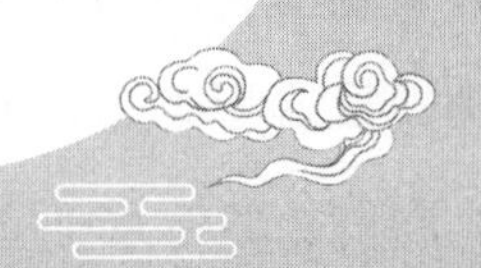

以刘清泉教授团队为代表的诸多中医学者团队，针对2009年以来历次的流感均进行了诊疗研究。结合古代中医学的理论认识，不断总结每次流感的发病特点和演变规律，形成治疗的规范。以下就这些基于临床的研究成果进行总结，对关键性的结论采取了下划线标注的方式展示。

一、甲型H1N1流感的诊疗研究

1.刘清泉等回顾性分析了2009年7～11月就诊于北京、烟台、成都流感定点医院的甲型H1N1流行性感冒病例，收集其流行病学资料及中医证候资料，分析甲型H1N1流感发病初期的中医证候特点，以及夏、秋、冬时节的变化与南北地域差异所带来的影响。结果共纳入确诊病例230例，发现甲型H1N1流感发病初期临床主要证候表现：发热（99.6%）、咽痛（87%）、咳嗽（73.9%）、肢体困重（81.3%）、头重如裹（56.1%）、咳痰（34.3%）、咽部充血（99.6%），伴见卫表证者不多（16.1%）。甲型H1N1流感的病邪性质为热毒夹湿，其证候特点为表证短暂、很快入里，主要表现为热毒夹湿侵犯肺卫，卫气同病。以热毒为表现的证候不因南北地域差别和时令主气的改变而变化。以湿邪为表现的证候却随夏、秋、冬三季的改变而增多，北方多于南方。卫表证同样是北方多于南方，且随夏、秋、冬三季的变化有所增多。本研究结果显示发病人群在年龄构成上青少年人（146例）明显多于中年人（6例），考虑与该病群体聚集性暴发有关。本研究病例来源时间跨越夏（24例）、秋（130例）、冬（76例）三季，病例数量的不均一性考虑与病例收取时间，以及疫情形势等因素有关。甲型H1N1流感发病初期的证候特征具有高度一致性，主要证候表现为发热、咽痛、咳嗽、咳痰，并未因时节变化与地域差异所发生变化。提示卫表证的恶寒、寒战证候符合中医时节变化和地域差异的理论，但提示湿邪致病的头重如裹、肢体困重证候不符合时令主气的改变和南北地域的分布，考虑与病毒自身致病机制和特点有关：本次甲型 H1N1 流感的本身特点就为热毒夹湿邪，表证轻或无明显表证，内热重，这是与以往的季节性流感特点所不同的。

2. 刘清泉等收集 2009 年 10 ～ 11 月在北京地坛医院、成都市传染病医院重症加强护理病房（ICU）住院的甲型 H1N1 流感重症确诊患者 18 例，重症患者早期以高热（88.89%）、剧烈咳嗽（60.49%）、痰少或痰多、呼吸急促、胸腹灼热等症多见，脉象多为沉实；发病 3 ～ 5 天后加重是其较为明显的时间特点。危重者以咳吐血痰或咯血后 1 ～ 2 天出现喘促、脉多呈虚象、舌质淡胖多津为多。甲型 H1N1 流感属于中医学“温病”范畴，但不完全符合温病卫气营血的传变规律，其轻症病在卫气，伤气伤阳；危重症则留连气分传变三阴经，出现厥脱或有内陷心包之变。研究者认为甲型 H1N1 流感核心病机为毒热壅肺，甚则闭肺，损伤肺络，耗伤正气，邪毒内陷，导致气不摄血或气不摄津，津血外渗出现血性痰液；进而热深厥深，见手足不温、呼吸短促、汗出、脉细等。

3. 付小芳等将 108 例甲型 H1N1 流感危重症患者按结局分为危重症生存组 79 例，死亡组 29 例，分别描述病程与发病时间、症状频次，就症状学、中医证候的演变规律进行整理，分析甲型 H1N1 流感危重症的病因病机，以及不同转归病例的证候特点。结果发现危重症的发病时间集中于深秋初冬季节；危重症以发热、咳嗽、咳痰、喘息气促、胸闷憋气和倦怠乏力为主，出现的频次较高，生存组与死亡组症状差别有统计学意义的为神昏谵语、呕血，均为病程后期症状，提示出现神昏谵语、呕血的病例预后凶险。研究者认为本病基本符合温病卫气营血的传变，但毒邪是深入肺络血分，而非毒散全身，因此其病位主要集中于上焦肺脏，核心病机为毒热壅肺闭肺、毒瘀互结、肺气壅闭。

4. 张伟等回顾研究了北京地坛医院2009年9月27日～2010年1月16日连续收治的甲型H1N1流感重症、危重症患者共123例。将123例患者按诊断标准分为重症组59例、危重症组64例，分别描述病程与发病时间、症状频次、出现时间、消失（或明显减轻）时间，就症状学、中医证候的演变规律进行整理、分析。发现重症、危重症的发病时间集中于深秋初冬季节（71.2%，84.8%）；重症以发热（98.3%）、咳嗽（98.3%）、咳痰（52.5%）为主症，危重症以恶寒（35.8%）、发热（100%）、咳嗽（85.5%）、咳痰（79.7%）、咯血（34.6%）、胸闷憋气（64.4%）、倦怠乏力（37.5%）、气短（30.9%）为主症；危重症组的病程、各症状持续时间普遍较重症组长。研究者认为本病分为初期、进展期、极期、恢复期四期，始动因素为温热疫毒，核心病机为毒热壅肺闭肺、毒瘀互结、肺气壅闭；其证候演变规律为热毒壅肺、闭肺→毒伤肺络→喘脱、厥脱→气阴两伤；以温病肺胃气分病变为核心。甲型H1N1流感轻症患者舌苔多为薄腻、薄黄、薄黄腻、薄白，而重症、危重症病例的舌苔以厚腻、浊腻为主，可见灰苔、灰黄苔，亦可见舌红、舌淡、舌胖等现象，其舌象变化呈现秽浊、瘀暗、淡胖等特点，且认为舌苔腻、厚、浊的程度与病情轻重有一定的相关性。在重症、危重症病例中，未观察到绛红光剥无苔舌象，可能与液体疗法、抗生素、激素的应用有关。重症、危重症均以发热为首发表现，但危重症患者更易伴有恶寒，说明正邪交争更为剧烈。重症组恶寒出现、消失时间较长，与其中两例在病程第30～31天、第7天就诊并报告有畏寒症状，导致离散度较大有关。危重症患者咳痰、咳粉红色泡沫痰较重症明显增多，提示津液运行障碍、津血不循常道是危重症的重要病理机制。对危重症而言，呼吸困难、喘息气促、倦怠乏力等表现无论程度或病程均明显重于重症，而鼻塞流涕的症状少于重症，提示其病位更深。较 SARS 而言，部分甲型 H1N1 流感病例肺部病变第 1 周可急剧扩展，内生之湿浊瘀毒损伤肺络，患者肺部影像显示炎症明显加重，热势更为炽烈，血痰及粉红色泡沫痰的出现提示病情迅速进展，疫毒之邪损伤肺络，津血外渗。若症仅见痰中带血且其量不多者，病情尚属轻浅；而咳吐粉红色泡沫痰则为危象。若正不胜邪，则出现喘脱、厥脱证候。风热疫毒之邪耗气伤津，在恢复期多表现为余热未清，气阴两伤。疫毒与正气相争，肺气更为内生之湿浊瘀毒困阻，肺络痹阻，清气不能生化，正气耗伤也存在于甲型 H1N1 流感病程的始终。

二、甲型 H3N2 流感的诊疗研究

1. 刘清泉教授指导研究生张磊等通过回顾 2015 年 11 月～2016 年 3 月、2016 年 11 月～2017 年 2 月于首都医科大学附属北京朝阳医院、友谊医院、潞河医院，北京中医药大学附属东方医院、东直门医院收集的 934 例甲型 H3N2 流感阳性病例，分析于发病第 1 天、第 2 天、第 3 天、第 4 天前来就诊患者的症状学表现，研究甲型 H3N2 流感的中医传变规律，对甲型 H3N2 流感的中医病名进行总结。发现甲型 H3N2 流感第 1 天症状主要表现为发热、恶寒、咳嗽、咽痛、清涕、肌肉酸痛；第 2 天在第 1 天症状的基础上出现头痛；第 3 天与第 2 天比较，咽痛比例下降，不再为优势症状；起病第 4 天口干口渴、头晕头重的症状明显，其中发热、恶寒、咳嗽、口渴、头痛的变化具有统计学意义（$P < 0.05$），其他症状如寒战、肢体困重、咳痰、鼻塞、咽痒、心悸、纳差、乏力、尿黄等变化具有统计学意义（$P < 0.05$）。舌质表现为红舌向暗红舌的演变，舌苔由薄白逐渐转为黄腻，脉象上以浮脉为主，随着疾病的演变，

紧脉逐渐减少，滑脉及数脉逐渐增加。研究者认为甲型H3N2流感属太阳伤寒，寒邪束表日久容易化热产生里热证候。在张仲景时期，伤寒与温病的区别就已经被提出来了，认为“发热而渴，不恶寒者为温病”，而从甲型H3N2流感发病前4天的表现来看，甲型H3N2流感属中医狭义伤寒的范畴，不属于温病。“太阳病，或已发热，或未发热，必恶寒，体痛，呕逆，脉阴阳俱紧者，名为伤寒”，甲型H3N2流感起病初期，恶寒发热，且身痛明显，属于太阳伤寒证。甲型H3N2流感的发病过程中，除了兼夹饮邪，也有外寒束表，入里化热的传变过程，因为在起病第4天，其临床表现为咳嗽频繁，口干口渴以渴而欲饮为主，内热之象明显。对934例甲型H3N2流感起病前4天的临床症状变化进行统计学分析，发现诸多症状的变化具有统计学意义。从症状的变化来看，恶寒虽一直是甲型H3N2流感发病的主症，但在4天中恶寒比例持续增加，尤其是重度恶寒的比例明显增加，而同时寒战比例，以及热势也是显著增加的，说明风寒束表（寒闭）的表现逐渐加重。咳嗽初期以偶咳为主，随着疾病的演变逐渐频繁，头痛也逐渐增加。口干口渴在第4天表现为渴而欲饮，寒闭日久，入里化热，热邪伤津逐渐明显。在其他次要症状中，咳痰比例增加，以白痰为主，纳差、乏力、肢体困重日渐明显，鼻塞、心悸、尿黄等症状比例增加，咽痒减少。从症状演化来看，甲型H3N2流感传变中热郁寒闭表现逐渐加重。而舌脉方面，舌质表现为红舌向暗红舌的演变，舌苔由薄白逐渐转为黄腻，脉象上以浮脉为主，随着疾病的演变，紧脉逐渐减少，滑脉及数脉逐渐增加，也印证了内热逐渐加重的变化趋势。

2. 张磊等对于季节性H3N2亚型流感病毒感染患者中医证型与口咽部微生物的相关性进行了研究。研究最终纳入117例H3N2阳性患者为H3N2组，10名健康者为对照组。比较H3N2流感病毒感染后患者与健康者口咽部微生物差异及不同中医证型 H3N2 患者口咽部微生物差异。发现与对照组比较，H3N2 组拟杆菌门、酸杆菌门、芽单胞菌门、绿弯菌门和硝化螺旋菌门丰度较低（$P < 0.01$）; CHAO1、ACE 和香农指数同样偏低（$P < 0.05$）。风热组和风寒组变形菌门的丰度明显高于外寒里热组（$P < 0.01$），厚壁菌门和拟杆菌门低于外寒里热组（$P < 0.01$）。常见临床致病菌属，如不动杆菌属、伯克霍尔德菌－类伯克霍尔德菌属、克雷伯菌属、假单胞菌属，其丰度在外寒里热组患者中更高，而链球菌属在风热组患者中更高（$P < 0.05$）。Beta 多样性分析同样证实了各证型之间的显著微生物差异。同时，KEGG 分析也显示了风寒组或风热组和外寒里热组之间的显著差异（$P < 0.05$）。研究者认为 H3N2 感染影响了上呼吸道的微生态结构，中医证型与上呼吸道的微生物结构之间具有一定的相关性。本研究是对中医证候与上呼吸道微生物相关性的初步研究，首次确定了同一病原体感染后，研究不同中医证候之间的微生物差异。各证型患者虽然感染了同一病原体，但其临床表现仍具有很大差异，而各证型之间的微生物差异表现在许多方面。在风寒组和外寒里热组中，较风热组多了 37 个 OTUs，其在分类学注释中属于不同的菌门。尽管在健康人群中衣原体门的丰度为 0.0031%，但风热组患者口咽部并未检出衣原体。可能衣原体肺炎在 H3N2 风热组患者中出现的可能性较小。风热组中链球菌属的丰度较高，这与风寒组和外寒里热组相比有明显不同，还需进一步研究。微生物群落的丰富度和多样性也影响着中医证候。本研究数据显示外寒里热组患者微生物数量最大，多样性也高于其他证型。

三、H7N9禽流感临床诊疗研究

H7N9禽流感是由H7N9亚型禽流感病毒引起的急性呼吸道传染病，是全球首次发现的新亚型流感病毒。H7N9亚型禽流感病毒属于甲型流感病毒属，临床表现以发热起病，出现咳嗽、咳痰、乏力等症状，而常见的咽痛、恶寒等上呼吸道感染症状出现较少，有轻症病例，大部分患者病情进展迅速，出现重症肺炎、急性呼吸窘迫综合征、多脏器功能障碍综合征等，危及生命。马月霞等对H7N9禽流感研究报道，回顾性整理2013年2月26日～5月1日期间北京、上海等8个省市收治的36例采用中医药治疗的甲型H7N9流感患者的流行病学、证候学及中医治疗情况，分析其中医病证和病机特点。结果发现H7N9患者平均发病后第6天入院，入院后第2天入住ICU，病毒核酸转阴时间为发病后第15天；患者100%发热，最高体温为（39.14±0.62）℃，伴咳嗽、咳痰、恶寒轻或不恶寒，但头痛、周身酸痛、咽痛、鼻塞流涕等风热束表上犯症状少见；3～6天后高热寒战，渐次出现痰中带血、短气、胸闷、呼吸困难、舌红苔腻，病情转重；第6～14天患者痰中带血，胸闷喘憋、呼吸困难加重，并出现皮肤红疹、花斑，舌质深红或紫，少津；第10～14天后患者身热渐退，痰血减少甚至消失，进入恢复期，以倦怠乏力、舌质红、苔薄少津为特点。研究者认为中医证候演变符合温病卫气营血传变规律，该病病情加重的拐点可能在第4～5天，第8～10天病情最重，始动因素及根本病机为温热疫毒、热毒、瘀毒，病理因素为热、毒、瘀、虚兼夹，且始终贯穿整个病程，核心病机为毒热犯肺、壅肺、损肺，甚则伤及其他脏腑。

四、乙型流感的临床诊疗研究

1. 流感是冬季最常见的呼吸道传染病，甲型流感病毒变异程度高，而乙型流感病毒变异程度较小，分为 Yamagata 和 Victoria 两个系。北京地区 2006 ～ 2008 年乙型流感出现局部暴发，2010 年 1 ～ 2 月也出现了乙型流感小规模的暴发流行。根据 2017 年北京市疾病控制中心数据显示，我国 2017 年冬季流感流行以乙型流感病毒 Yamagata 系为主。刘清泉教授指导研究生卢幼然等对 2017 年冬季北京地区 214 例乙型流感患者中医病证特点进行了回顾性研究。研究聚焦于 2017 年 11 ～ 12 月就诊于 5 所三级医院的乙型流感病例，制订《流行性感冒观察表》，收集患者信息，包括性别、年龄、发病时间、既往史及就诊时症状、体征、舌脉等。分析患者在发病第 1 天、第 2 天、第 3 天的症状、体征及舌脉的特点。结果共纳入确诊病例 214 例，起病第 1 天就诊患者 40 例、第 2 天 82 例、第 3 天 92 例。第 1 天症状主要表现为发热、咳嗽、咽痛、乏力、肌肉酸痛；第 2 天恶寒症状明显；第 3 天鼻流清涕、头痛症状明显。以上优势症状（发生率超过 50%）在 3 天内的变化差异无统计学意义（$P > 0.05$），其他症状如恶心、头晕头重的变化差异有统计学意义（$P < 0.05$）。舌象表现为舌红、苔白腻，脉象初起以浮数为主，后期滑象逐渐明显。研究者认为北京地区 2017 年冬季乙型流感属冬温病范畴，证属外寒里热证兼有湿邪。冬温是指冬季感受反常气候而发生的热性病，病变以肺为中心，初起即见肺卫表证，后期邪入营血，以下焦阴液损伤为主。雷少逸在《时病论》中指出冬温恶寒，偶亦有之，良由先感温气，即被严寒所侵，寒在外而温在里，宜用辛温解表法先去寒邪，继用凉解里热法而清温气，表明了冬温的特性及治法。本研究结果发现，本次乙型流感患者符合“寒在外而温在里”之冬温的特点。吴鞠

通在《温病条辨》中提出："风温者，初春阳气始开，厥阴行令，风夹温也……冬温者，冬应寒而反温，阳不潜藏，民病温也。"根据世界气象组织监测数据显示，2017 年为有记录以来最热年之一，11 月是有记录以来第 5 个最热月。这种冬应寒而反温的异常气候，使得人体受自然界气候的影响，体内蕴伏积热，耗伤阴津，适逢寒流骤袭，风寒之邪外侵，内热外寒交争，因而发病乃成客寒包火之证。对 214 例乙型流感起病前 3 天的临床症状变化分析发现，乙型流感初起以持续发热为主要表现，而随着疾病的进展，寒热往来、午后发热及夜热甚比例增加，且于发病第 3 天午后热甚及夜热甚比例增加更为突出，体现了温邪易传变，易入里化热的病机特点。此外，在起病前 3 天的临床症状以鼻流清涕、肢体困重、头晕头重、恶心的症状比例增加明显，考虑乙型流感发病有明显的兼夹湿邪的特点。

2. 乙型流感住院和死亡的概率比甲型流感亚型（H3N2）低，但比甲型流感病毒在非流行季节亚型（H1N1）的致病性强，对儿童的致病性更强，且容易出现重症。现代病毒学、临床流行病学的发展，以及西医对病原的认识，对中医认识流感的病邪性质、传变规律，以及治法具有重要意义。刘清泉教授指导学生连博等对于 2017 年冬季北京乙型流感的中医证型进行了分析。该研究采用横断面调查方法回顾 2017 年 11、12 月首都医科大学附属北京朝阳医院 68 例乙型流感病例，通过分析其流行病学、临床症状及实验室检查特点，总结北京地区 2017 年冬季乙型流感病例的中医病证特征。发现 68 例乙型流感病例人群年龄为（39.5±15.9）岁，男女比例为 0.54 ∶ 1，有基础病者（8%），就诊前用药者（54.4%）；未接种流感疫苗者（100%），接触流感者的患者（48.5%）。此 68 例乙型流感病例起病即发热（100%），最高体温（38.6±0.43）℃，发热持续不退，恶寒、咳嗽、咽痛、肌肉酸痛、头痛等症状明显，中医证候以表寒里热证（39.7%）为主，其次为风热证（14.7%）。此研究中乙型流感病毒病毒株为 Yamagata 系，中性粒细胞百分比不高，余未见异常。研究者认为 2017 年冬季北京单中心 68 例乙型流感病例属中医学“时行感冒”范畴，临床表现以发热恶寒、咳嗽、咽痛、肌肉酸痛、头痛为特征。

五、北京地区不同年份的流感诊疗研究

1. 张滨斌等进行了 2011 年冬春季节北京地区流感样病例临床特征分析研究。研究者对 184 例流感样病例患者进行诱因、流行病学调查，分析临床特点及中医特征。结果显示，本研究病例发病年龄以中青年为主；过度劳累、女性经期等引起免疫力下降的客观因素是发病的病理基础之一；主要临床表现为发热、不恶寒或少恶寒、咳嗽、咽痛，同时伴有全身酸痛、乏力等全身中毒症状；C 反应蛋白普遍轻度偏高，中医特点符合风热犯卫证型。结论：流感样病例资料的临床特点符合上呼吸道感染，中医的基本病因为风热毒邪。正气存内，邪不可干；邪之所凑，其气必虚。本观察中 47 例患者存在近期过度劳累的病史基础，有 46 例女性患者（占女性患者的 40%）正处于行经期或经期刚结束，均提示气血亏虚、固表能力失职，再加之调养不慎或接触传染源而易发病。流感病毒阳性标本中，A 型占到 95%，而甲型 H1N1 病毒的阳性率则占到 A 型中的近 90%。由此可见在流感样病例中多为甲型流感患者，本观察中患者的临床特征也符合既往观察的 H1N1 型的临床表现及中医特点。C 反应蛋白目前在临床上广泛应用于感染性疾病的辅助诊断。本观察中，虽是病毒感染，但 C 反应蛋白普遍轻度升高，大于正常值者约占 50%，平均值为（13.66±13.07）mg/L。

2. 王玉光等对2013与2014年北京地区冬季流感样病例中医证候规律进行调查分析研究。采用横断面调查方法，分析了北京地区2014年1月13～24日（2013年冬）448例流感样病例、2014年11月23～30日（2014年冬）256例流感样病例流行病学特点，结合其中医证候学资料，总结中医证候分布规律。结果显示，2013年与2014年流感样病例中医证候构成比相似，均以外寒内热（寒包火）为主，比例为45%～50%，风寒证为16%～21%，风热证为10%～13%。2013年冬季流感样病例首发症状以咳嗽、恶寒、全身酸疼为主，外寒征象显著，夹杂口干、咽干等燥象；2014年冬季流感样病例多以发热、咳嗽为首发症状，夹杂肢体困重、呕恶腹泻等湿象。研究者认为北京地区2013、2014年冬季流感样病例中医证候大体相似，均以外寒内热证为主。但中医证候兼夹征象有异，2013年寒象突出，兼夹燥象，2014年寒象不著，兼夹湿象，二者差异考虑与当年气候与病原构成不同有关。流行性感冒属中医的“时行感冒”，中医对时行感冒的认识素有“伤寒”“温病”之分、病性寒热之争。本研究表寒里热证（“寒包火”）证候更为多见，患者既有恶寒无汗、肌肉酸痛、头身疼痛等外寒表证，又出现了咽干、咽痛、口干渴、尿黄等风热和内热征象，与风热证和风寒化（郁）热证明显不同。

3. 王玉光等对北京地区2015年冬季流感样病例中医病证特征观察研究。采用横断面调查方法，回顾了2015年11～12月首都医科大学附属北京朝阳医院、潞河医院129例流感样病例，通过分析其流行病学、临床症状及实验室检查特点，总结北京地区2015年冬季流感样病例的中医证候特征。结果显示129例流感样病例起病即发热（96%），最高体温（38.6±0.6）℃，发热持续不退，恶寒、全身酸痛、头痛等寒象轻，咽干痛、便秘、尿黄等热象明显，鼻塞、流涕等卡他症状少，咳嗽、咳痰等呼吸道症状及恶心、呕吐等消化道症状较前两年无明显变化，中医证候以风热证（28.5%）、寒包火证（25.3%）为主，风寒证占20%。本研究中流感样病例人群年龄（36.3±14.9）岁，男女比例为 0.76 ∶ 1，与既往基本一致，有基础病者较少（10.1%）。本研究中流感确诊病例 26 例（20.2%），其中甲型流感 17 例（13.2%），乙型流感 9 例（7.0%），甲型流感病原构成以季节性 H3N2（88%）为主，其次为新型 H1N1。中性粒细胞百分比不高，与以往无明显变化。研究者认为北京地区 2015 年冬季流感样病例属中医学“风温病”范畴，临床表现以表寒轻、里热重的卫气同病为特征。本研究显示，2015 年冬季流感甲型流感、乙型流感并存，甲型流感主要以 H3N2、新型 H1N1 为主，临床表现以恶寒轻、无汗等表证与发热持续、咽痛、舌红、脉数等里热证为主。《温病条辨・上焦篇》曰“风温者，初春阳气始升，厥阴行气，风夹温也”，符合风温病冬春发病的季节特点，属中医学“风温病”范畴，以卫气同病为特征。

4. 刘清泉教授指导学生罗丹等对北京地区 2016 ～ 2017 年冬春季流感样病例中医病证特征观察与分析研究。采用横断面调查方法，研究了 2016 年 11 月～ 2017 年 2 月首都医科大学附属北京朝阳医院、北京中医药大学东方医院、首都医科大学附属北京潞河医院、首都医科大学附属北京友谊医院、北京中医药大学东直门医院发热门诊收治的 1224 例流感样病例，通过分析流行病学、临床表现及实验室检查结果，总结北京地区 2016 ～ 2017 年冬春季流感样病例的中医病证特征。结果显示 1224 例流感样病例初起发热，最高体温（38.5±0.7）℃，以咳嗽、咽痛等症为主。就诊时以发热、咳嗽为主，兼见肌痛、流涕、咽痛等症。中医证候以风热证为主，为 440 例（35.9%）；风寒证与寒包火证次之，分别为 335 例（27.4%）、300 例（24.5%）。流感确诊病例 740 例（60.5%），其中甲型流感 732 例（59.8%），甲型流感病原构成以季节性 H3N2（54.1%）为主，余亚型占比极低。中性粒细胞百分比略有升高，与以往变化不大。研究者发现北京地区 2016 ～ 2017 年冬春季流感样病例符合中医学“风温病”范畴，临床表现为卫气同病。在病原学方面，病毒以甲型流感为主，仅有极少量乙型流感存在。其中甲型流感以H3N2为主，H1N1与新型H1N1少量存在，占比较低，与2014年优势毒株类似，与其他年份存在差异，体现了流感病毒各年度流行强度及优势毒株不一的特点。临床表现以咽干痛、口渴、舌红、脉数等里热症状、体征为主，辨证以风热证为主，风寒证与表寒里热证大致相等，较之占比偏低，与2011、2012年北京地区风热之邪流行类似，考虑可能与气候等因素相关。

5. 刘清泉教授指导学生张磊等对北京地区2017年冬季流感样病例中医证候特征进行观察研究。采用横断面调查方法回顾2017年11月2日～12月5日首都医科大学附属北京朝阳医院、潞河医院、友谊医院110例流感样病例，通过分析对比既往同期该地区的流行病学、临床症状及证型分布特点，总结北京地区2017年冬季流感样病例的中医证候学特征。结果显示该流感样病例人群年龄为（35.8±15.1）岁，男女比例为0.77∶1，有基础病者较少（8%），与2015年及2016年同期相比较无明显变化。病原学构成发生了明显的变化，与既往两年同期相比，流感阳性比例（17.3%）较前两年明显下降（45.5%、20.2%），其中甲型H3N2占73.7%，新型H1N1占10.5%，乙型流感占15.8%。此110例流感样病例，前驱症状以发热、恶寒、咽痛为主。其中33.6%的患者发病时风寒束表的症状明显，表现为全身肌肉酸痛，甚而头痛；27.3%的患者发病初起即有乏力等不适。就诊时患者仍发热、咽干、恶寒、咳嗽（百分比＞50%），76.4%的患者咽干症状显著，较2015年、2016年同期上述症状（24.8%、61.7%）明显升高。消化道症状，如便秘比例较2015年、2016年同期（3.9%、10.1%）明显增加。中医证候见外寒里热证47例，占42.7%，较往年明显增加（25.3%、40.3%）。而风热证占32.7%、风寒证占15.5%（2015年同期为28.5%、20.8%，2016年同期为17.5%、

13.6%）。研究者认为北京地区2017年冬季流感样病例以甲型H3N2为主，中医证候以外寒里热证为主，表现为风寒外束肌表，燥热郁闭伤津。通过气象情况对比发现，北京地区2017年11月份平均气温、相对湿度较2016年均有所下降，平均风速较2016年有所增强，干冷气候更加明显，因此，2017年初起的流感发生情况受冷空气影响会更大，寒邪束表症状会更明显。天气干燥，燥邪伤津，咽干、便秘等症状较往年同期明显增加。

6. 王玉光等对2017～2018年北京地区流行性感冒病证特征进行研究。研究采集首都医科大学附属北京中医医院、首都医科大学附属北京朝阳医院、首都儿科研究所附属医院相关流感样病例，总结证候特点，并对流感一线医师进行定性研究访谈。本次流感证候多表现为外寒内热病机，源自北京地区冬季的气候特点，多在内热基础上感受外邪，初起多见表证症状，如恶寒、头身痛、无汗等，同时伴见咽干、咽痛等内热表现。临床发现，平素偏于内热体质者，感受外邪后易呈现温热证候，或外感后邪气易从热化燥而伤阴；若平素偏于阳虚体质者，感受外邪后易呈现虚寒证候，或邪气入里易寒化而伤阳，或使用大量抗生素后伤阳或夹湿外感等，多表现为消化道症状，如呕吐、腹泻等，体现了体质对疾病转归的影响。

7. 王珏云等对2019年冬季流行性感冒的中医证候学特征进行研究。收集2019年12月16日～2020年1月12日在中日友好医院发热门诊就诊的502例流感病例，通过分析患者的一般情况及流行病学资料、中医证型分布及病原学结果，总结流感的中医证候特征。结果显示，502例患者中包括男性217例，女性285例，平均年龄（33.23±13.62）岁。12个月内曾患流感和接种过疫苗者分别为18例、9例。流感病毒抗原检测结果为甲型431例，乙型71例。其中甲型流感患者中风寒束表证、表寒里热证、风热犯卫证、热毒袭肺证、湿热壅滞证的比例分别为44.32%、37.59%、9.28%、7.89%、0.92%，乙型流感分别为45.07%、40.85%、5.63%、8.45%、0。甲型流感患者中风寒束表证兼气虚最多，乙型流感患者中表寒里热证兼气虚最多。研究者认为2019年冬季流感病例以甲型流感为主，中医证候以风寒束表证为主，兼证以气虚最常见。本研究结果提示，2019年冬季流感患者中医证候以风寒束表证为主，其中甲型流感患者多见风寒束表证，乙型流感患者多见表寒里热证，二者兼证均以气虚最为常见。表明甲型流感及乙型流感均容易伤及患者阳气或本身有气虚体质之人更容易患流感。

六、南方地区不同年份的流感诊疗研究

1. 刘林洁等分析了川南地区流行性感冒患者的中医证型分布特点、临床特征等。研究选取2016年10月～2021年4月西南医科大学附属中医医院门急诊242例诊断为流感的患者资料，分析流感患者临床特征、舌脉、证候及证型分布特点。结果发现流感发病以春季（47.93%）、冬季（36.78%）为主；最常合并的基础疾病为慢性阻塞性肺疾病，占14.46%，其余包括高血压、慢性咽炎、哮喘、过敏性鼻炎、糖尿病、冠心病、支气管扩张症；流感患者主要临床症状依次为发热、畏寒（恶寒）、乏力、肌肉关节酸痛、进食下降、鼻塞流涕、咽痛、精神萎靡；脉象统计以浮数脉最多，其次为浮紧脉，中医证型以风热犯卫证、风寒束表证、湿热蕴肺证、热毒袭肺证为主要证型，舌苔以苔薄黄最多，其次为苔薄白，舌色以舌红最多，包括舌淡红、暗红、鲜红。研究者发现川南地区流感患者以风热袭表、热毒壅盛为主要证型，兼有湿证表现。川南地区的流感患者的病因以风、热、湿等为主。因此，在川南流感的治

疗中，应根据不同的外邪选择散寒解表、祛风清热的方法，兼用化湿法等。川南属于亚热带湿润气候区，受四川盆地，以及地形环境影响，夏季多雷雨，冬季多为连绵阴雨天气，全年气温偏高，降水偏多，常年湿热偏重，湿邪从肌表而入，湿邪不易化解，导致川南地区湿浊偏重体质者众多，罹患疾病易夹湿生热。因此，流感的中医证候特征与北方其他地区有明显不同，出现一定比例的独立湿证患者。

2. 徐慧聪等分析了岭南地区流行性感冒的中医证候特点，研究采用临床流行病学调查方法，自制流感患者中医四诊信息采集表，于2017年6月～2018年5月两次流感流行期间对广东省中医院二沙岛分院急诊科和广州中医药大学附属顺德医院急诊科的流感患者进行调查。将852例流感患者按甲型流感、乙型流感分别进行四诊聚类分析，其中304例甲型流感患者聚类结果：湿热证107例（35.20%），表寒里热证121例（39.80%），风热犯卫证54例（17.76%）；548例乙型流感患者聚类结果为：湿热证141例（25.73%），表寒里热证240例（43.80%），风热犯卫证139例（25.36%）；两种流感的中医证型构成不同，差异有统计学意义（$P < 0.05$）。研究者发现岭南地区流感患者的中医证候特征以多湿、多热为特点，单纯风寒证比较少。甲乙两型流感患者的中医证型构成存在差异，甲型流感患者湿热证多于乙型流感患者，乙型流感患者表寒里热证多于甲型流感患者。从研究可以看出，与指南及既往报道相比，广州及其周边地区流感患者的证候特征以多湿、多热为特点，单纯风寒证比较少，即使有寒也表现为寒热错杂、表寒里热。广州及附近地区均属岭南地区，岭南多湿热气候，故流感患者以热证为主，并常兼湿而表现为湿热证。在诊治岭南流感时，可酌情选用疏风清热、清热解毒、疏风散寒等治法，同时应注意结合当地气候湿热的特点，适当兼用祛湿之法。

3. 付勇华进行了2019～2020年冬春季节深圳地区儿童流行性感冒

中医证候分析，通过横断面研究，收集 2019 年 10 月～ 2020 年 2 月深圳市儿童医院流行性感冒病例。收集符合临床病例 1098 人，病例年龄最小 1 个月，最大 17 岁，平均年龄（5.30±3.08）岁。学龄前期儿童最多，为 472 例，后从高到低依次为学龄期 331 例、幼儿期 188 例、婴儿期 73 例、青春期 34 例。该研究中风热犯卫证 995 例、热毒袭肺证 73 例、毒热壅肺证 10 例、毒热内陷证 20 例。四种证型无发热 4 例，以发热就诊病例为 1094 例，占 99.6%。证型中主要以中高热为主。发热就诊时间以 1 天内最多。甲型流感、乙型流感合并感染者 1 例，为风热犯卫证型，1076 例甲型流感中风热犯卫证 973 例，21 例乙型流感中均为风热犯卫证。

七、气象因素与流感发病特点的研究

1. 刘清泉教授指导学生吕小琴等对 2015 年与 2016 年冬季北京地区流感样病例与气象因素的关系进行了研究。采用横断面调查方法，收集 2015 年 11 月 8 日～ 2016 年 3 月 19 日，以及 2016 年 11 月 14 日～ 2017 年 2 月 28 日就诊于北京 4 家医院门诊的流感样患者病例，分析其发生情况与同期日平均气温、日最高气温、日最低气温、日温差、日平均风速、日相对湿度、日照时数、日降水的相关性，并对相关因素进行主因素分析；并根据 RT-PCR 结果对确诊的流感患者进行中医证型分析。结果显示，2015 年、2016 年冬季北京地区共收集流感样病例 2166 例，其中阳性 1209 例（55.82%），甲型流感为主要流行病毒（93.3%），病原以 H3N2 为主（84.3%），H1N1、新 H1N1 并见；8 个常见气象因素中日平均温度（$r=-0.368$，$P<0.05$）、日最高温度（$r=-0.293$，$P<0.05$）、日最低温度（$r=-0.377$，$P<0.05$）与流感发生情况呈负相关，其中日平均温度对其影响最大，方差贡献率达 87.2%；中医症状方面：流感首发证型中

风热证占 53.76%，风寒证 29.28%，寒包火证占 16.96%。不同病原中医证型间无明显差异。研究者认为 2016 年、2017 年冬季流感发生情况主要受平均温度影响，平均温度越低发病率越高，病原以甲型 H3N2 为主，不同病原的中医证型间无明显区别，都以风热证主，属于中医学“风温病”范畴。

2. 刘清泉教授指导吕小琴等对北京地区 2016 ～ 2017 年冬春季流感样病例日发病人数及中医证候与气温关系进行研究。采用横断面调查方法，收集了 2016 年 11 月 14 日～ 2017 年 2 月 28 日就诊于北京 4 家医院门诊的流感样患者病例，对其日发病人数与日平均温度、日最高温度、日最低温度、日温差四个气温因素分别进行相关性分析。将病例按就诊当日日平均温度与前一日日平均温度差值的正负，分别归为日均温度升高组及日均温度降低组，比较 2 组中医症状差异。此研究共收集流感样病例 1226 例，男占 45.4%，女占 54.6%，年龄（40.0±16.3）岁，其中病毒检测阳性 740 例（60.4%）。流感样病例日发病人数与日平均温度、日最高温度、日最低温度呈负相关，与日温差呈正相关。日均温度升高与日均温度降低所引起的流感样病例中医症状无明显差异。研究者发现流感样病例日发病人数在气温影响下可有不同程度改变，可能与气温变化引起人类活动改变有关；日均温度升高与日均温度降低所引起的流感样病例中医症状无明显区别，皆以发热、咳嗽、咽痛等为主要表现，辨证以风热证为主，属中医学“风温病”范畴。

第 五 章

流感的病名病因病机演变及辨证治疗

一、流感的病名演变

中医学虽无“流感”一词的记载，但古代文献中有很多与流感病症状相似的病名描述。流行性感冒因感受流感病毒所致，属外感病范畴，外感热病是感受外邪引起的以发热为主症的一类病证。古人称之为“伤寒”（后世称之为“广义伤寒”），即《素问》所谓“今夫热病者，皆伤寒之类也”。后世又将其分为“伤寒”（又称“狭义伤寒”）和“温病”两大类。明清时期温病学派的兴盛，涌现了一批温病学家，以吴又可、叶天士、吴鞠通、王孟英等为代表，从温病的角度进行了深入的临床研究。如吴鞠通在《温病条辨》中提出的温病者，有风温、温热、温疫、温毒、暑温、湿温、秋燥、冬温等，同样包括流感的特点。“时行感冒”之名首见于清代医家林珮琴《类证治裁》一书。疫病的记载首见于周代《周礼》，指具有传染性或流行性特征而且伤亡较严重的一类疾病，具有播散迅速、传染性强、病情严重、病死率高等特点，流行性感冒与上述特点极为吻合，也可以称为“疫病”，历代医家积累了丰富的临床经验，中医学对这类传染性疾病的认识，强调疫病的时令性。感染不同流感病毒类型，或因不同地区、不同时令的流感患者的临床表现不同，中医的病名不同。

二、流感的病因探讨

中医学对于疫病病因的认识，随着不同时期疫病的流行及临床实践逐渐深入。《黄帝内经》基于中医学经典的“五运六气”学说，提出了“五疫”的概念，还提出“夫百病之生也，皆生于风寒暑湿燥火，以之化之变也”。东汉张仲景在《伤寒杂病论》一书中提出“时行之气”为疫病之源。而后，隋代巢元方在《诸病源候论》中指出“人感乖戾之气而生病，则病气转相染易，乃至灭门”。魏晋时期医家王叔和提出了疫病乃“伏寒变温”的理念，为后世温病学派的“伏邪”学说做了铺垫。金元时期医家刘完素，以运气学说立论阐发“主火热”理论，提出“六气致病”说。他认为“六气皆从火化、燥化”和“六经传受，由浅至深，皆是热证”，倡导初起治以辛凉解表，入里则用泻火养阴之法，为后世温病学派的建立奠定了基础。明末清初医家吴又可基于自己治疗疫病的经验，著《温疫论》一书，提出：“夫瘟疫之为病，非风、非寒、非暑、非湿，乃天地间别有一种异气所感。”归纳上述观点，流行性感冒主要包括风、寒、暑、湿、燥、火六淫邪气，以及疠气等外感邪气，极大地丰富和充实了中医疫病理论。

三、流感的中医病机探讨

1. 按伤寒六经辨证体系分析流感病机

流感发生与气候变化密切相关，冬春天气寒冷，是流感的高发季节。《注解伤寒论》云，“凡伤寒之病，多从风寒得之，冬时严寒，触冒之者，乃名伤寒”，“其伤于四时之气皆能为病”，认为外感热病是伤于寒，郁而发热，均说明伤寒和流感相吻合。《伤寒论》曰：“太阳病，脉浮，头项强痛而恶寒。太阳病，或已发热，或未发热，必恶寒，体痛，呕逆，脉阴阳俱紧者，名曰伤寒。”流感从发病开始就有明显的中毒症状，如发热恶寒、头身痛、无汗。根据病在表者，汗而发之，仲景创制了辛温发汗之重剂麻黄汤、辛温解表之和剂桂枝汤、治疗外寒内饮的小青龙汤等。“太阳病，项背强几几，反汗出恶风者，桂枝加葛根汤主之”，符合流感周身酸痛的症状特点。邪正交争于半表半里，症见往来寒热、胸胁苦满、默默不欲饮食、口苦、咽干、目眩等脏腑气郁、枢机不利表现者，与少阳证相似，方选柴胡类方；病邪化热入里，部分患者表现为高热、目赤、咽痛、苔黄厚腻、脉数，与阳明证相似；病邪深入三阴，症见吐利、腹满而痛、喜温喜按等脾阳虚、寒湿留困表现者，与少阴证相似；症见无热恶寒、手足厥冷、下利清谷、精神萎靡、脉沉微细等心肾阳虚、阴寒内盛表现者，与少阴证相似；症见消渴、气上撞心、心中疼热、饥而不欲食、食则呕吐、寒热错杂表现者与厥阴病相似。宋代陈无择在《三因极一病证方论·叙伤风论》中创立了颇具特色的对伤风从六经辨证的学说，提出治足太阳膀胱经伤风用桂枝汤，治足阳明胃经伤风用杏子汤，治足少阳胆经伤风用柴胡加桂枝汤，治足太阴脾经伤风用桂枝加芍药汤，治足少阴伤风用桂枝附子汤，治足厥阴伤风用八物汤。患者得病后，随其正气强弱、体质寒热、感邪轻重、治疗当否、有无宿疾等不同情况而出现不传经而愈，或传经（顺经传、隔经传、表里传），或直中，或合病并病，或坏病而加重，乃至危殆等不同转归。

2. 按卫气营血辨证体系分析流感病机

流感是外感六淫之邪或非时之气、温热病邪及人体正气不足而致，具有传染性强、易于流行、症状相似等特点，属中医学“瘟疫”范畴，其主要病机为疫毒袭于肺卫、卫阳被遏、毛窍闭塞、肺气闭郁所致。叶天士说“肺主气属卫，心主血属营……温邪上受，首先犯肺，逆传心包”，指出卫气营血的前后顺序和浅深关系，气分证是疾病的初期阶段，病情最轻，血分证病情最重。温病学善用寒凉，照顾阴液，符合流感高热伤阴的证治特点，流感营血证候少见，主要在卫、气分。温邪由口鼻而入，初犯人体肌表，卫气功能失调，与流感初发症状相似，以银翘散方为主；肺与大肠相表里，由卫分转入气分，则肺胃同病。若卫、气同病，流感症见发热、恶寒、口渴、咽红，以辛凉宣肺止咳，方选桑菊饮；若肺热壅盛，症见发热、咳频、脉数，方以麻杏石甘汤；气分证未解，传化入里，动血耗血，逆传心包或内闭外脱与流感的中毒型相似，治以清心开窍固脱。早期适时清气凉血散瘀干预，对阻断病情进展具有重要临床价值。

现代医家任继学从病因进行探讨，认为流感即中医学所称“时行感冒”，是由热疫、寒疫病毒侵入人体所致，六淫之邪犯人必夹时疫病毒。总结出时疫犯人的三条途径：其一邪由上受，侵卫犯肺；其二直犯营血，逆传心包；三则邪虽由上受，但直趋中道，伏于膜原。并指出时疫多由呼吸道而入，其邪所客，始于卫气。卫气为邪所束不能御邪于外，疫邪遂由气道侵伤于肺，由肺之络脉波及于胃。重则由营及血，营卫失调，不能拒邪，由血道伤神明，而邪之袭人是否发病，全在乎正气之盛衰、疫毒之多寡、毒气之强弱。张伟等认为流感可见发热、咳嗽、咳痰，伴胸闷憋气、喘息、气促，此期胸闷憋气症状较重者，提示危重症倾向，舌质红，苔多见厚腻、黄厚腻，脉象多弦数。马羽萍等认为流感进一步发展还可出现高热、口渴、烦躁不安，甚者神昏谵语、咳嗽或咳血、胸闷憋气、气短、舌质红绛、苔黄、脉细数等气营两燔重证。从临床实际来看，顺传者多，逆传者总属少数，失治入肝肾者也属少数。流感以单纯型多见，病位在肺卫，中医治疗本病疗效较好，分型论治与西医治疗相结合，对缓解全身症状有明显作用，能缩短病程。

3. 按三焦辨证体系分析流感病机

风性轻扬，多犯上焦，外邪自口鼻、皮毛而入，肺卫先受，流感发病初期，其卫表症状见恶寒、发热、头身痛，肺系症状主要有鼻塞流涕、咽痛、咳嗽等，病机当属肺失宣降、肺窍不利。三焦辨证理论是清代医家吴鞠通在《温病条辨》中创立的辨证体系，其将心肺作为上焦，脾胃作为中焦，肝肾作为下焦，分析三焦的发病症状及传变规律。《温病条辨》曰“《伤寒论》六经由表入里，由浅入深，须横看；本论论三焦，由上及下，亦由浅入深，须竖看……凡病温者，始于上焦，在手太阴”“肺病逆传则为心包，上焦病不治则传中焦，胃与脾也；中焦病不治，即传下焦，肝与肾也，始上焦，终下焦”，与卫气营血理论有一定联系，又补充其不足。《温病条辨》云：“太阴风温、温热、瘟疫、冬温初起……但恶热，不恶寒而渴者，辛凉平剂银翘散主之。”《温病合编》曰：“凡头痛、身热、恶寒诸表证属肺经，肺主皮毛也，多言烦躁。谵妄属心经，神识昏乱，此上焦也。舌苔黄厚，胸腹胀满属脾胃，温邪传里也，此中焦也。”

邪犯上焦，首先犯肺，与流感症状相似，以发热、恶寒、咳嗽为主，周平安以辛凉宣肺透邪法取正汗为治疗要点。邪犯心包，见身热、神昏谵语、肢冷、舌绛等，同重症流感，表现高热、休克、中枢神经系统损害，与弥散性血管内凝血等相似。邪犯中焦，传入阳明经致阳明热盛证，津液大伤；太阴经，湿困脾，伴胃肠道症状，与胃肠型流感的呕吐、腹痛、腹泻相似。周仲瑛认为该病病机演变以三焦传变为多见，病位中心在肺脾，变证在心肾，病理特点主要在气分，重则深入营血，传变一般顺传，重证可出现逆传。《医碥》曰“热在上焦，咽干口烂……热在中焦，心烦口渴……热在下焦，便闭溺赤”，与部分流感患者表现出的热病症状相似。关于流感表现出咳清稀泡沫血痰的症状、病机、治法，可参考吴鞠通在《温病条辨·上焦篇》第 11 条中相关记载，“太阴温病，血从上溢者，犀角地黄汤合银翘散主之……若吐粉红血水者，死不治……至粉红水，非血非液，实血与液交迫而出，有燎原之势，化源速绝……化源绝乃温病第一死法”。吴鞠通认为此为危重症，姜良铎等指出甲型流感重症患者，由于毒邪极重，此种情况也可能从卫气分直接发展而来，病机关键一是热毒重，二是元气被重创速亏，该现象也是毒邪深入血分的表现，只是其病位重点在上焦肺脏，是毒邪深入肺络血分，毒损肺络及气不摄津摄血的局部出血，而非毒散全身血热妄行的全身性动血耗血。

四、不同亚型流感的病机探讨

1. 甲型 H1N1 流感的病机讨论

2009 年的甲型 H1N1 流感发生于春末夏初，此时人体阳气弛张，湿气渐盛，蕴积可化热，若逢疫疠之气流行，兼夹秽浊，由口鼻而入，感而发病。外感毒邪，内蕴积热，外邪内热合而发病，化生毒热，蕴生瘀毒，内舍脏腑；正气虚损则阳气下陷，疫毒邪热得乘其位，弥漫三焦，耗气伤津；气血耗伤，进而内闭外脱，终致危象。鼻通于肺，肺与大肠相表里，则邪热移于大肠或因其兼夹秽浊，可见腹满、腹胀或泄泻等证。可见甲型 H1N1 流感属于中医学“温疫”的范畴，其病情传变符合“卫气营血”的传变规律。刘清泉教授认为甲型 H1N1 流感的病邪性质为热毒夹湿，其证候特点为表证短暂、很快入里，主要表现为热毒夹湿侵犯肺卫，卫气同病。以热毒为表现的证候不因南北地域差别和时令主气的改变而变化。以湿邪为表现的证候却随夏、秋、冬三季的改变而增多，北方多于南方。卫表证同样是北方多于南方，且随夏、秋、冬三季的变化有所增多。

研究者认为，甲型 H1N1 流感分为初期、进展期、极期、恢复期四期，始动因素为温热疫毒，核心病机为毒热壅肺闭肺、毒瘀互结、肺气壅闭；其证候演变规律为热毒壅肺、闭肺→毒伤肺络→喘脱、厥脱→气阴两伤；以温病肺胃气分病变为核心。甲型 H1N1 流感轻症患者舌苔多为薄腻、薄黄、薄黄腻、薄白，而重症、危重症病例的舌苔以厚腻、浊腻为主，可见灰苔、灰黄苔，亦可见舌红、舌淡、舌胖等现象，其舌象变化呈现秽浊、瘀暗、淡胖等特点，且认为舌苔腻、厚、浊的程度与病情轻重有一定的相关性。在重症、危重症病例中，未观察到绛红光剥无苔舌象，可能与液体疗法、抗生素、激素的应用有关。重症、危重症均以发热为首发表现，但危重症患者更易伴有恶寒，说明正邪交争更为剧烈。研究者对比甲型 H1N1 流感的病例特点，发现其轻症病在气卫，伤气伤阳；危重症则留连气分传变三阴经，出现厥脱或有内陷心包之变。研究者认为甲型 H1N1 流感核心病机为毒热壅肺，甚则闭肺，损伤肺络，耗伤正气，邪毒内陷，导致气不摄血或气不摄津，津血外渗出现血性痰液；进而热深厥深、气脱，见手足不温、呼吸短促、汗出、脉细等。毒邪是深入肺络血分，而非毒散全身，因此其病位主要集中于上焦肺脏，核心病机为毒热壅肺闭肺、毒瘀互结、肺气壅闭。若正不胜邪，则出现喘脱、厥脱证候。风热疫毒之邪耗气伤津，在恢复期多表现为余热未清，气阴两伤。疫毒与正气相争，肺气更为内生之湿浊瘀毒困阻，肺络痹阻，清气不能生化，正气耗伤也存在于甲型 H1N1 流感病程的始终。

2. 甲型 H3N2 流感的病机讨论

张磊等对 2015、2016、2017 年北京地区的甲型 H3N2 流感阳性病例进行分析，发现甲型 H3N2 流感初起以发热、恶寒、咳嗽、咽痛、流清涕、肌肉酸痛为主要表现，而后出现头痛，继而口干口渴、头晕头重的症状明显，还伴有寒战、肢体困重、咳痰、鼻塞、咽痒、心悸、纳差、乏力、尿黄等症状。舌质表现为红舌向暗红舌的演变，舌苔由薄白逐渐转为黄腻，脉象上以浮脉为主，随着疾病的演变，紧脉逐渐减少，滑脉及数脉逐渐增加。早在张仲景时期，伤寒与温病的区别就已经被提出来了，认为“发热而渴，不恶寒者为温病”，而从甲型 H3N2 流感发病前几天的表现来看，甲型 H3N2 流感属中医狭义伤寒的范畴，不属于温病。在六经体系中，“太阳病，或已发热，或未发热，必恶寒，体痛，呕逆，脉阴阳俱紧者，名为伤寒”，甲型 H3N2 流感起病初期，恶寒发热，且身痛明显，属于太阳伤寒证。“伤寒表不解，心下有水气，干呕，发热而咳，或渴，或利，或噎，或小便不利、少腹满，或喘者”，为兼夹饮邪，在伤寒疾病发展的过程中，可能会兼夹饮邪，出现咳嗽、鼻流清涕；饮邪上犯，出现头痛、头晕头重。而在初期亦有向半表半里之少阳传变的趋势，故而咽痛症状在疾病的初期时有反复。研究者认为甲型 H3N2 流感的发病过程中，除了兼夹饮邪，也有外寒束表，入里化热的传变过程，临床可见患者口干口渴、渴而欲饮，内热之象明显。

3. 人感染 H7N9 禽流感的病机讨论

马月霞等对 2013 年在北京、上海等 8 个省市收治的 H7N9 禽流感病例进行研究，发现感染 H7N9 禽流感后，患者出现发热，伴咳嗽，咳痰，恶寒轻或不恶寒，但头痛、周身酸痛、咽痛、鼻塞流涕等风热束表上犯症状少见；数天后高热寒战，渐次出现痰中带血、短气、胸闷、呼吸困难、舌红苔腻，病情转重；一周以上患者出现痰中带血，胸闷喘憋、呼吸困难加重，并出现皮肤红疹、花斑，舌质深红或紫，少津；之后患者身热渐退，痰血减少甚至消失，进入恢复期，以倦怠乏力、舌质红、苔薄少津为特点。研究者认为人感染禽流感的病机主要传变规律为疫邪上受，首先犯肺，下及胃肠，逆传心包，伤津动风，中医证候演变符合温病卫气营血传变规律，始动因素及根本病机为温热疫毒、热毒、瘀毒，病理因素为热、毒、瘀、虚兼夹，且始终贯穿整个病程，核心病机为毒热犯肺，壅肺、损肺，甚则伤及其他脏腑。疫毒为本病的始动因素；瘀毒是病机演变的关键环节，毒热壅肺、损肺是病情进展的主要机制。

4. 乙型流行性感冒的病机讨论

乙型流行性感冒为西医病名，而对应中医病名应属“时行感冒”。时行感冒在中医古籍中有所记载，在《素问·刺法论》中记载：“五疫之至，皆相染易，无问大小，病状相似。”体现出时行感冒的传染性、致病性及症状相似性。此后在《诸病源候论·时气候》中记载“时行病者，是春时应暖而反寒，夏时应热而反冷，秋时应凉而反热，冬时应寒而反温，非其时而有其气，是以一岁之中，病无长少，率相似者，此则时行之气也”，以及在《杂病源流犀烛·感冒源流》中有更加详细的记载：“感冒，肺病也……风邪袭人，不论何处感受，必内归于肺，其症或头疼、身热，轻则否……甚者痰壅气喘，合口不开，咳嗽、咽干、自汗、脉浮而缓，此外感也。”查阅中医古籍发现，时行感冒与乙型流感在致病、传染性及症状上相似，在对乙型流感的辨证论治中，可以参考时行感冒。

乙型流感初起以发热、咳嗽、咽痛、乏力、肌肉酸痛为主，同时伴有恶寒、头痛、流涕等症状，但仍以热象更突出，结合本病发病时间，考虑属于温病中的“冬温”范畴。冬温是指冬季感受反常气候而发生的热性病，病变以肺为中心，初起即见肺卫表证，后期邪入营血，以下焦阴液损伤为主，因其发病季节、症状、传变与风温相似，有学者认为冬温是风温的一个分支证候的转变。雷少逸在《时病论》中指出冬温恶寒，偶亦有之，良由先感温气，即被严寒所侵，寒在外而温在里，宜用辛温解表法先祛寒邪，继用凉解里热法而清温气，表明了冬温的特性及治法。基于2017年冬季单中心的乙型流感患者研究结果发现，本次乙型流感患者符合“寒在外而温在里”之冬温的特点。吴鞠通在《温病条辨》中提出：“风温者，初春阳气始开，厥阴行令，风夹温也……冬温者，冬应寒而反温，阳不潜藏，民病温也。”世界气象组织监测数据显示，2017 年为有记录以来最热年之一，当年的 11 月是有记录以来第 5 个最热月。这种冬应寒而反温的异常气候，使得人体受自然界气候的影响，体内蕴伏积热，耗伤阴津，适逢寒流骤袭，风寒之邪外侵，内热外寒交争，因而发病乃成客寒包火之证。对 214 例乙型流感起病前 3 天的临床症状变化分析发现，乙型流感初起以持续发热为主要表现，而随着疾病的进展，寒热往来、午后发热及夜热甚比例增加，且于发病第 3 天午后热甚及夜热甚比例增加更突出，体现了温邪易传变、易入里化热的病机特点。此外，在起病前 3 天的临床症状以鼻流清涕、肢体困重、头晕头重、恶心的症状比例增加明显，考虑乙型流感发病有明显的兼夹湿邪的特点。

五、流感的辨证治疗思路

1. 甲型 H1N1 流感的辨证治疗

流感重症患者的中医临证思路也同样遵循依照不同病原去辨病辨证的原则，通过对首都医科大学附属北京朝阳医院感染科病房、RICU，以及首都医科大学附属北京中医医院 ICU 的流感重症患者的临床观察，甲型流感重症肺炎患者的临床表现，均具有起病急骤的特点，多初起即有发热，且高热持续不退。其他兼加症状存在 2 个区别：明确为甲型 H1N1 的流感重症肺炎患者，早期还常见咽痛、口渴欲饮等燥热伤津之象。可查阅舌象者可见舌暗红，苔黄燥多裂纹。多咳嗽轻微，以干咳为主，少痰。恶寒寒战症状不突出。随着病情加重，多伴有呼吸困难加重、神昏、出血等症。重症甲型 H1N1 流感患者符合温病的特点，如邪在肺卫，见头痛、无汗、发热、微恶风寒、咳嗽、咽痛等症，治宜辛凉解表，用桑菊饮、银翘散。如其邪不解，见气分、营分或血分证候，参照卫气营血辨证法治疗。易出现“逆传心包”之证，邪气内陷，神昏肢厥。

基于中医学治疗疫病的理论，刘清泉教授团队总结2009年5月～2010年1月间的临床研究和中西医结合治疗甲型H1N1流感轻型患者的有效性与安全性的研究及近30例重症患者的治疗经验，充分利用现有资料，采用观察性研究和个案分析研究方法，分析总结我国甲型H1N1流感危重病例发病特点、临床症状、并发症、疾病发展演变规律、死亡原因、中医证候特点、中医核心病机，以及中药干预效果，进一步完善中医对甲型H1N1流感危重病例的认识水平和救治水平，力求进一步降低病死率，制订了甲型H1N1流感辨证治疗方案。

（1）轻症辨证治疗方案

①风热犯卫——急性上呼吸道感染表现为本证候者，可参照辨证论治。

主症：发病初期，发热或未发热，咽红不适，轻咳少痰，无汗。

舌脉：舌质红，苔薄或薄腻，脉浮数。

治法：疏风清热。

基本方药：金银花15g，连翘15g，桑叶10g，菊花10g，桔梗10g，牛蒡子15g，竹叶6g，芦根30g，薄荷3g（后下），生甘草3g。

煎服法：水煎服，1日1～2剂。

加减：苔厚腻加藿香10g，佩兰10g；咳嗽重加杏仁9g，枇杷叶10g；腹泻加黄连6g，木香3g；咽痛重者加锦灯笼9g。若表现为呕吐、腹泻、进食药物困难者可先用黄连6g，苏叶10g水煎频服，可达到止呕的目的。

常用中成药：疏风清热类中成药，如疏风解毒胶囊4粒，日3次，病情重者3粒，4小时一次；也可选用香菊胶囊、银翘解毒类、桑菊感冒类、双黄连类口服制剂，以及藿香正气类、葛根芩连类制剂等。

②热毒袭肺——急性上呼吸道感染表现为本证候者，可参照辨证论治。

主症：高热，咳嗽，痰黏咳痰不爽，口渴喜饮，咽痛，目赤。

舌脉：舌质红苔黄或腻，脉滑数。

治法：清肺解毒。

基本方药：炙麻黄 6g，杏仁 10g，生石膏 30g（先煎），知母 10g，浙贝母 10g，桔梗 10g，黄芩 15g，柴胡 15g，生甘草 10g。

煎服法：水煎服，每剂水煎取 400mL，每次口服 200mL，1 日 2 次，必要时可日服 2 剂，每 6 小时口服 200mL。

加减：便秘加生大黄 6g，持续高热者加用青蒿 15g，牡丹皮 10g。

常用中成药：清肺解毒类中成药如连花清瘟胶囊 4 粒，日 3 次，病情重者 3 粒，4 小时一次；金莲清热泡腾片 1 片，6 小时一次；也可选用银黄类制剂等。

（2）重症辨证治疗方案

①毒热壅肺——重症肺炎，ALI/ARDS 早期表现为本证候者，可参照辨证论治。

主症：多见于发病的 1 ～ 3 天，持续高热，咳嗽咳痰，痰少或无痰，气短，或心悸，躁扰不安，舌红，苔薄腻或灰腻，脉滑数。

治法：清热泻肺，解毒散瘀。

基本方：炙麻黄 6g，生石膏 30g（先煎），炒杏仁 9g，知母 10g，鱼腥草 30g，葶苈子 30g，金荞麦 15g，黄芩 15g，浙贝母 15g，生大黄 6g（后下），丹参 10g，瓜蒌 15g。

煎服法：水煎，浓煎 200mL，口服、鼻饲或结肠滴注，日 1 ～ 2 剂。

加减：腹胀便结者加枳实 10g，玄明粉 3 ～ 6g（冲服）；肢体抽搐者加羚羊角 0.6g（冲服），僵蚕 10g，广地龙 10g；呼吸短促、汗出、脉细者加西洋参 10g。若出现呼吸短促、汗出、脉细者，加西洋参 10g，生晒参 10g。

②毒热闭肺——重症肺炎，ALI/ARDS 表现为本证候者可参考辨证论治。

主证：多见于发病 2 ～ 4 天，持续高热，剧烈咳嗽，入夜尤甚，无痰或痰少，乏力气促，活动后加重，舌红或淡，舌体胖多津，苔腻，脉沉实。

治法：开闭宣肺，清热解毒。

基本方药：葶苈子 15g，瓜蒌皮 30g，生石膏 30g（先煎），杏仁 10g，法半夏 15g，炙麻黄 6g，黄芩 15g，细辛 3g，浙贝母 15g，赤芍 15g，西洋参 10g。

煎服法：水煎，浓煎 200mL，口服、鼻饲或结肠滴注，日 1 ～ 2 剂。

加减：出现热深厥深，热毒内闭，气血不能外达，可于上方中加入柴胡 15g，枳壳 15g。出现汗出、神疲者加红人参 15g，西洋参 15g。

（3）危重症辨证治疗方案

①毒损肺络，津血外渗——出血性病毒性肺炎、重度肺炎出现低氧血症者表现为本证候者可参考进行辨证论治。

主症：多见于发病 3 ～ 5 天，高热或不发热，咳嗽频作，痰中带血，或咳吐粉红血痰，气促不能活动，口唇发绀，舌质胖，色暗，脉沉实或虚数。

治法：解毒泻肺，分清泄浊。

基本方药：①赤芍 30g，丹参 30g，生石膏 30g（先煎），知母 15g，生甘草 15g，黄芩 15g，生大黄 10g，萆薢 10g，蚕沙 15g，仙鹤草 30g，西洋参 10g，三七块 10g。煎服法：水煎 200mL，口服、鼻饲或结肠滴注，日 1 ～ 2 剂。②生晒参 30g 浓煎频服。

中药注射剂：热毒宁注射液 20mL 加入 500mL 液体静脉滴注或喜炎平注射液 250 ～ 500mg 加入 500mL 液体静脉滴注；血必净注射液

100mL 加入 500mL 液体静脉滴注；痰热清注射液 20mL 加入 500mL 液体静脉滴注；醒脑静注射液 40mL 加入 500mL 液体静脉滴注；生脉注射液或参麦注射液 100mL，加入 250mL 液体静脉滴注。

②毒邪内陷，内闭外脱——感染中毒性休克，多脏器功能衰竭表现为本证候者，可参照辨证论治。

主症：发病的 5 ～ 7 天以后，高热或低体温，喘闷或机械通气辅助通气，咳吐大量清稀泡沫血水，神志淡漠甚至昏蒙，面色苍白或潮红，冷汗自出或皮肤干燥，四肢不温或逆冷，舌暗淡体胖，苔白腻，脉微细数，或脉微弱。

治法：益气固本，清热解毒，分清化浊。

基本方：①生晒参 30g，麦冬 15g，山茱萸 30g，三七 15g。浓煎频服。②生晒参 15g，炮附子 15g，五味子 15g，炙麻黄 5g，陈皮 10g，细辛 5g，浙贝母 15g，丹参 25g，萆薢 15g，晚蚕沙 15g，赤芍 30g，金银花 30g。

煎服法：水煎 200mL，口服、鼻饲或结肠滴注，日 1 ～ 2 剂。

中药注射液：参附注射液 50 ～ 100mL 加入 250mL 液体静脉滴注；生脉注射液 60 ～ 100mL 加入 250mL 液体静脉滴注；参麦注射液 60 ～ 100mL 加入 250mL 液体静脉滴注。

（4）危重症恢复期

主症：神疲，乏力，低热，咳嗽气短，纳差，舌淡红，苔薄。

治法：益气养阴，活血化痰。

基本方：太子参 15g，南沙参 15g，麦冬 10g，丹参 15g，浙贝母 10g，杏仁 10g，佛手 15g，焦三仙各 10g。水煎服，口服，日 1 剂。

加减方：若病后余邪不尽，肺络瘀阻者，影像学表现为肺纤维化时，加生黄芪 20g，广地龙 10g，白果 10g，赤芍 15g，知母 10g。

中药注射剂使用注意事项：宜严格遵从药物说明书的使用剂量与使用方法；并注意与其他静脉药物间隔适当时间，在用中药注射剂后以生理盐水冲管。

儿童用药注意事项：上述饮片和注射剂的用量均为成人量，儿童用药宜在中医师指导下酌减。

2. 其他亚型流感的辨证治疗

甲型 H3N2 流感属中医“伤寒”病，初期表现为太阳伤寒证，寒邪束表明显，可兼夹饮邪，当以麻黄汤、九味羌活汤、荆防败毒散为主方，临证加减，而在疾病的传变过程中会出现内热渐重，可用大青龙汤。整个疾病过程中，需要兼顾少阳，避免邪气内陷，如邪犯少阳，可予小柴胡汤或柴葛解肌汤。对于甲型 H3N2 重症肺炎患者，早期亦可伴随明显恶寒寒战。发病前多有明确受凉史。神情淡漠，严重者可见嗜睡，四肢厥冷，脉沉微细。该类型更符合“伤寒”的范畴，起病可从太阳病考虑，“太阳病或已发热，或未发热，必恶寒……名曰伤寒”。此外根据患者本身体质，亦可见少阴病表现“少阴之为病，脉微细，但欲寐也”。治疗上则遵从“少阴病，脉沉者，急温之，宜四逆汤”“手足厥寒，脉细欲绝者，当归四逆汤主之”。

人感染 H7N9 禽流感病因为热、毒、瘀、虚兼夹，但本病热邪在肺卫停留较短，咽痒、咽痛、鼻塞流涕等风热束表的表现不明显，邪气迅速犯肺入里，涉及肠腑及气阴。瘀是疫毒蕴结，热邪煎熬，可见舌质紫暗，若热邪进一步加重，损伤肺络，可见痰中带血，甚则络破血溢，咳大量粉红血水，临证应积极应用中药凉血止血，辅以益气生津。

乙型流感重症肺炎患者的临床表现，均具有起病急骤，多初起即有高热，且热退后发热再起。病情进展快，迅速出现喘脱、喘厥。病程中均无明显恶寒寒战。消化道症状如反酸腹胀较甲型流感重症患者更突出，严重者可出现消化道出血。查阅舌象舌红苔薄黄，考虑热毒内闭，肺失宣降，热毒耗气伤阴。气脱不能固护津血，而见出血（咳血、便血）。治疗则以通腑泄热、开窍醒神、固护正气摄血为法。

第六章

中医名家流感临床医案选录

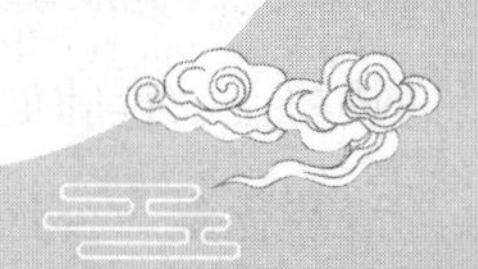

一、周平安流感医案

周平安教授为我国著名呼吸病、热病、疑难病专家，北京中医药大学东方医院首席专家，国家中医药管理局和北京市流感防治专家组成员，多年来治疗呼吸道病毒感染有独到经验。他对甲型流感进行了深入研究，对病机、辨证处方用药有独特之处。

甲型流感初期，周平安教授首先重视解表清里之法，内外兼顾、表里同治，以散寒清热、表里双解为主，使寒邪得散，热邪得清。常用双解合剂，方中以麻杏石甘汤散表寒清里热，蝉蜕、薄荷、苏叶透达宣散，葛根、羌活解肌发表，柴胡、黄芩清里热从少阳而解，牛蒡子、桔梗、射干清热利咽。甲型流感进展期，周平安教授注重清除湿热、开畅肺气、健运脾胃。以清热祛湿、宣肺健脾为主，常用青蒿、黄芩、金银花、连翘、藿香、佩兰清热化湿，杏仁、桔梗等开畅肺气，砂仁、厚朴、白豆蔻等健运脾胃。甲型流感重症期，则重视清热解毒化湿、开闭通络，以清热解毒祛湿、宣肺平喘、活血通络为主。常用茵陈、连翘、生石膏、知母等清热解毒，菖蒲、厚朴、草果、滑石等祛湿，瓜蒌、桑白皮、射干、苏子等宣肺平喘，郁金、丹参、桃仁、地龙等活血通络。

1. 风热疫毒袭肺病案

杨某，男，21岁。2009年5月20日就诊。

主因发热伴咳嗽27小时于2009年5月20日13：00转入地坛医院。患者为确诊的甲型H1N1流感病例。20日17：00体温为39.1℃，发热，轻度恶寒，面红目赤，乏力倦怠，咽干，头晕，咳嗽，痰微黄，纳差，小便黄，舌红苔薄黄，脉浮数。

处方：

炙麻黄 6g	杏仁 10g	生石膏 30g（先煎）	生甘草 6g
金银花 20g	柴胡 15g	黄芩 15g	葛根 15g
桑叶 10g	菊花 10g	薄荷 6g（后下）	青蒿 30g（后下）
浙贝母 10g	桔梗 6g		

3 剂，急煎服，4 小时一次。

当日 17：30，服中药 200mL，头部微汗出，体温降至 38.6℃，19：30 服中药 200mL，汗出不畅，轻度恶寒，21：00 体温上升至 38.8℃，23：30 服中药 200mL，次日 0：00 周身汗出，逐渐热退，全身症状缓解。

按语：外感高热，单纯伤寒者甚少，时行感冒颇多。初病即呈高热，表里同病者最多。治疗不可拘泥于先解表后清里，待热结阳明后才可攻下之常规。时行感冒，表寒里热，三阳同病，湿食中阻。表里同病，内外邪热相煽，其势甚烈，只有表里双解，透清下三法联用，迅猛祛邪，才能顿挫热势，一举成功。本例患者发热恶寒，面红目赤，舌红苔薄黄，辨证属风热疫邪，侵犯肺卫，治法清热解毒、宣肺透邪。方以麻杏石甘汤宣表清里；薄荷辛凉透表；柴胡、黄芩和解少阳、疏通表里、透邪外出，合方宣而不温，清而不凉，疏通表里，给邪气以出路，收效显著。

2. 表邪未解，入里化热病案

王某，女，70 岁。2009 年 3 月 1 日就诊。

患者主诉发热 4 天余，患者自觉外感风寒后出现发热，体温最高 38.3℃，周身关节疼痛，胸背疼，咳嗽，咳痰黄白，燥热，汗出，口渴喜饮，舌红苔微黄，脉细数。胸部 X 线片示两肺纹理增粗，白细胞计数 4.08×10^9/L。

处方：

炙麻黄 6g	杏仁 9g	生石膏 30g（先煎）	生甘草 6g
柴胡 10g	黄芩 10g	金银花 15g	连翘 15g
金荞麦 15g	浙贝母 10g	瓜蒌皮 15g	薄荷 6g（后下）
苏叶 10g	桑叶 15g	麦冬 15g	南沙参 15g

7 剂，水煎服，日 1 剂，分 2 次温服。

按语：本例乃外感寒邪，表寒渐解，内已化热，热郁于肺，故见发热、咳嗽；里热内盛，故自觉燥热汗出；热灼津液则口渴喜饮；周身关节疼痛为表邪未尽。辨证为表寒渐解，郁而化热。治以宣肺解表、清热化痰。方选麻杏石甘汤加减。方中重用辛寒之生石膏清泄肺热，麻黄辛温，宣降肺气、祛寒散邪，石膏与麻黄，一辛温，一辛寒，相制为用，既宣肺又清胃。杏仁辛开苦降，麻杏相配，一宣一降，顺乎肺之本性，三药表里双解，清透并用。配伍瓜蒌皮、浙贝母、金荞麦清肺化痰，柴胡、黄芩和解少阳之枢，给邪以出路。桑叶、薄荷味薄清轻宣透，南沙参、麦冬清热养阴生津。

3. 痰湿壅盛病案

王某，男，68 岁。2012 年 8 月 6 日就诊。

患者发热，发热前短暂恶寒，头身疼痛，咳嗽痰黄，脘腹痞满，不思饮食。舌苔黄腻，脉弦滑。

处方：

广藿香 10g	佩兰 15g	苦杏仁 9g	白术 15g
生薏苡仁 30g	芦根 15g	黄芩 10g	连翘 15g
浙贝母 10g	射干 6g	桔梗 6g	甘草 6g
淡豆豉 15g	蒲公英 15g	炒莱菔子 15g	

3剂，水煎服，日一剂。

按语：该患者平素痰湿较重，又外感时疫病毒，故发热恶寒、头身疼痛、脘腹痞满、舌苔黄腻。治以芳香化湿、清热解表。方中藿香、佩兰芳香化湿；白术、薏苡仁健脾渗湿；黄芩、连翘、蒲公英、射干清热解毒；莱菔子行气化湿；淡豆豉透邪宣表。

4. 正虚外感病案

丁某，男，65岁。2011年2月1日就诊。

患者主诉发热5天。5天来寒战发热，体温40℃，汗出多，全身疼痛，咳嗽少痰，大便溏滞不爽，胃中停饮，不欲饮水。舌暗，苔白腻，脉细数。2009年3月患淋巴瘤，外周血白细胞计数长期降低。

处方：

生黄芪 15g	金银花 15g	柴胡 10g	黄芩 10g
葛根 30g	羌活 10g	独活 10g	荆芥 10g
防风 10g	前胡 10g	白前 10g	桂枝 6g
炙枇杷叶 10g	藿香 10g	佩兰 10g	生薏苡仁 20g
杏仁 9g	六一散 15g（包煎）		

7剂，水煎服，日一剂。

2011年2月11日二诊。患者服药后汗出，热退，咳嗽减轻，仍有胸闷，胃中停饮，大便不爽。舌暗，苔黄腻，脉细滑。

处方：

生黄芪 20g	金银花 20g	当归 10g	鸡血藤 20g
半夏 9g	枳壳 10g	苍术 20g	白术 20g
猪苓 15g	茯苓 15g	仙鹤草 15g	半枝莲 15g
生薏苡仁 15g	浙贝母 10g	灵芝 15g	红景天 15g
白花蛇舌草 20g	生甘草 5g		

14剂，水煎服，日一剂。

按语：这是正虚外感的典型病例。患者有慢性病史，长期外周血白细胞计数低下，流感病毒感染后高热不退，辨证属于外感风寒，湿热内蕴，肺气不足，治当扶正解表、益气解表、散寒化湿。方以生黄芪益气为主，益气解表，有汗能出，无汗能发；配伍柴葛解肌汤加减散寒解表；藿佩、杏仁、薏苡仁、六一散芳香化湿，正气得助，邪有去路，高热豁然而解。二诊则重点治疗痼疾，益气补血、健脾化饮、解毒消痈而散结。

5. 重症甲型H1N1流感肺炎病案

患者，男，43岁。2012年1月19日就诊。

患者高热7天就诊于该院发热门诊，体温39℃以上，伴有身痛、咳嗽、气喘，门诊查白细胞计数3.0×10^9/L，中性粒细胞百分比56.8%，淋巴细胞百分比21%，单核细胞百分比16.4%，血红蛋白168g/L，血小板计数67×10^9/L，C反应蛋白54g/L。胸部正侧位片：双肺散在斑片影。血气分析：氧分压60mmHg，二氧化碳分压31mmHg。咽拭子H1N1病毒检测阳性。诊断为重症甲型H1N1流感肺炎，低氧血症，于2013年1月17日收入该院重症监护病房，给予达菲、中药金花清感颗粒口服，静脉滴注双黄连注射液3.6g，阿奇霉素0.5g，甲强龙80mg，以及营养支持治疗。住院后患者持续高热，体温最高达到40.3℃，患者呼吸困难加重。1月18日胸片显示片状影显著增加，心电监护示血氧饱和度持续下降。1月18日晚血气分析：氧分压52mmHg，二氧化碳分压49mmHg；白细胞计数3.1×10^9/L，中性粒细胞百分比52.1%，淋巴细胞百分比20%，单核细胞百分比15.3%，血红蛋白157g/L，血小板计数73×10^9/L。诊断为Ⅰ型呼吸衰竭，予无创呼吸机支持呼吸。

1月19日上午请周老会诊：患者高热，体温39.6℃，喘息烦躁，呼吸困难，口唇发绀，咳嗽时有痰黏难以咳出，便秘3日未行，舌质红绛，舌苔黄垢浊，脉弦数。辨证为湿热闭阻肺络，治以清热祛湿、宣肺平喘。

处方：

生石膏30g（先煎）	知母10g	茵陈15g	连翘15g
僵蚕10g	蝉蜕10g	石菖蒲15g	厚朴10g
草豆蔻6g	瓜蒌30g	桑白皮15g	苏子10g
杏仁10g	酒大黄6g	生甘草6g	

3剂，水煎服。

2012年1月22日再次会诊：患者发热明显降低，体温最高38.5℃，喘息、呼吸困难减轻，口唇紫暗，时有咳嗽，痰黏难以咳出，大便通畅，日2次。间断使用无创呼吸机，舌质红，舌苔黄浊腻，脉弦数。氧分压68mmHg，二氧化碳分压37mmHg；白细胞计数3.8×10^9/L，中性粒细胞百分比59.4%，淋巴细胞百分比31%，单核细胞百分比11.2%，血红蛋白 152g/L，血小板计数 125×10⁹/L。X 线片：双肺斑片影较前有所吸收。辨证为湿热闭阻肺络，治以清热祛湿、宣肺平喘通络。

处方：

生石膏 30g（先煎）	知母 10g	茵陈 15g	连翘 15g
僵蚕 10g	蝉蜕 10g	石菖蒲 15g	厚朴 10g
瓜蒌 30g	桑白皮 15g	苏子 10g	杏仁 10g
郁金 10g	丹参 15g	生甘草 6g	

3 剂，水煎服。

后电话诉：发热退，喘息好转，可以停止使用呼吸机，血气分析血氧正常，咳嗽痰黏色白，口干气短，舌红苔黄腻，考虑湿热减气阴伤，上方减生石膏、茵陈、连翘、厚朴，加生黄芪 15g，金银花 15g，麦冬 15g，浙贝母 10g。7 剂，水煎服。后好转出院。

按语：本案为高热 10 天，呼吸衰竭，肺有大量渗出影，属湿热闭阻于肺，治以清热祛湿、宣肺平喘。二诊热减喘息减，加通络之郁金、丹参。三诊湿热减气阴伤，加生黄芪、金银花、麦冬、浙贝母之属。

二、姜良铎流感医案

姜良铎教授为当代中医内科学学科带头人、呼吸热病学科带头人，对发热性疾病、病毒性疾病、哮喘、肿瘤等疾病有丰富诊疗经验且疗效显著。姜良铎教授以风热毒邪理论为依据，结合卫气营血辨证和八纲辨证，综合评判风热毒邪病位病性和人体正气的强弱，将甲型 H1N1 型流感治疗分为 4 个阶段，分别给予疏风清热、清肺化痰及祛湿清热、益气回阳救逆、益气养阴方法治疗，经过大量临床病例观察，中药在治疗甲型H1N1流感轻症，控制逆转重症方面起到重要和关键的作用。

姜良铎教授在治疗甲型H1N1流感中重视“毒邪致病”的病机，将祛邪解毒作为一个重要治法，强调用药宜早；但不可过于苦寒。应兼顾患者正气及脾胃功能，遵循“保胃气、存津液”的思想。姜教授根据其多年治疗发热性疾病的临床经验，总结出截断扭转理论。认为治疗急性热病要重用清热解毒，早用苦寒攻下，及时凉血化瘀。经临床实践证明，可以提高疗效，扭转病势，阻挡病邪深入。该治疗理论同样适用于甲型H1N1流感，是治疗流感急重症的要点。特别强调，针对甲型流感重症，当简化辨证，抓主要矛盾，提出其要点是明辨虚实、权治缓急、动态观察、辨证救治、已病防变、随证救治。因而在这类新发传染病治疗探索中取得了肯定的疗效。

1. 风热外袭病案

患者，女，23岁。2010年12月25日就诊。

患者发热、咳嗽2天，最高体温38.5℃，恶寒身痛，咽痒干咳无痰，无鼻涕鼻塞、口干口苦，二便可。舌边尖红，苔白厚。有发热患者接触史。咽拭子甲型H1N1流感病毒核酸检测阳性。辨证属于风热外袭，肺失宣降。

处方：

炙麻黄6g	生石膏30g（后下）	杏仁10g	甘草6g
柴胡10g	黄芩15g	葛根20g	青蒿10g
贯众10g	连翘10g	防风10g	杏仁15g
知母10g	桔梗6g	薄荷6g	牛蒡子10g

3剂，水煎服。

服药后第二天热退。3剂后复诊，无恶寒发热，咳嗽减轻，口干，咽痒。舌淡红，苔白略厚。上方加射干15g，炙枇杷叶15g，沙参15g，4剂，水煎服。追访患者，服药后咳止，咽部无不适，获得痊愈。

2. 疫毒夹湿热侵犯中焦病案

患者，男，34岁。2010年11月20日就诊。

患者发热5天，午后夜间热重，最高体温39℃，咳嗽，少量黏稠黄痰，面红目赤，轻度喘息。1天前腹胀、腹泻水样便4～5次，恶心未吐。舌质红，苔白厚腻，脉滑数。胸片：双下肺小片状模糊影。咽拭子甲型H1N1流感病毒核酸检测阳性。辨证属于疫毒夹湿热侵犯中焦，气机阻滞。

处方：

厚朴10g	杏仁15g	黄芩10g	黄连10g
姜半夏10g	白豆蔻10g	槟榔10g	枳实10g
猪苓20g	茯苓20g	藿香10g	佩兰10g
青蒿10g	苍术10g		

3剂，水煎服。

服药后1天腹泻止，腹胀减轻。2天后体温逐渐下降至37～38℃。2010年11月22日复诊，患者热退，无腹泻腹胀、纳差、咳嗽，痰黄量少，轻度胸闷。舌红，苔黄腻。辨证属于痰热壅闭，肺失宣降。

处方：

葶苈子15g	瓜蒌30g	生石膏30g（先煎）	杏仁10g
桔梗15g	半夏10g	炙麻黄6g	白豆蔻6g
黄芩15g	细辛3g	浙贝母15g	赤芍15g

7剂，水煎服，日1剂。

服药后咳嗽明显减轻，痰转白，无胸闷，二便可，继用前方加减而愈。

3. 重型甲型H1N1流感肺炎病案

患者，男，42岁。2010年12月5日就诊。

发热4日、咳嗽、咳带血泡沫痰、呼吸急促于2010年12月5日由急诊收入重症监护病房。给予抗病毒、激素、对症支持治疗后效果不满意。请姜良铎教授会诊，主要症状和体征：神志模糊，精神淡漠，四肢不温，体温40℃，呼吸急促，口唇发绀，尿少，腹胀，脉弦数。胸部X线片：多发大片浸润模糊阴影。血气分析：酸碱度7.39，氧分压51mmHg，二氧化碳分压45mmHg，提示Ⅰ型呼吸衰竭。谷丙转氨酶536U/L，谷草转氨酶661U/L，明显增高。咽拭子甲型H1N1流感病毒核酸检测阳性。辨证属毒伤肺络，津血外溢，阴竭阳脱。

处方：四逆汤加减。

人参15g	山茱萸30g	萆薢15g	蚕沙15g（包煎）
炮附子6g（先煎）	细辛3g	杏仁6g	薏苡仁20g
艾叶炭10g	炮姜炭10g	三七粉3g（冲服）	

3剂，水煎，分次鼻饲。

3天后复诊。患者神志转清，倦怠乏力，体温降至37.6～38.8℃，咳嗽、咳泡沫痰减少，无咳痰带血，胸闷气急较前减轻，尿量增加，腹胀好转。处方：上方加广地龙15g，赤芍12g，白芍12g，瓜蒌30g，猪苓30g，茯苓30g。7剂，水煎，分次服。

复诊患者神清，热退，倦怠乏力，咳嗽痰少，咽干口渴，无胸闷喘息，口唇无发绀，尿量可，无腹胀，四肢温。辨证属于气耗阴伤。

处方：

太子参15g	麦冬15g	五味子15g	鲜茅根30g
鲜芦根30g	石斛15g	北沙参15g	知母10g
贝母10g	牛蒡子15g	桑叶15g	桑白皮15g
紫菀15g	海蛤壳30g（先煎）	黄芩15g	牡丹皮10g

7剂，水煎服。

此后按照此方加减巩固治疗直至痊愈。

三、刘清泉流感医案

刘清泉教授，从事中医、中西医结合内科医疗、教学及科研工作30余年，在传染性非典型肺炎、甲型流感、新型冠状病毒感染等流行病的防治领域作出突出贡献，多次亲赴一线运用中医药抗击疫情。多年来，刘清泉教授带领团队，深入分析不同亚型流感的临床表现、中医证候、辨证治疗思路，形成了系统救治流感的中医药方案。

1. 重症甲型H1N1流感肺炎，急性呼吸窘迫综合征（ARDS），Ⅰ型呼吸衰竭

患者，男，45岁。2009年10月16日就诊。

发热13天，咳嗽10天，胸闷气短4天收入ICU。

患者于10月3日发热，最高体温38.9℃，无咳嗽、咳痰、胸闷、气短等不适；经对症治疗后体温降至正常。10月10日出现咽痛、鼻塞、全身肌肉酸痛、胸闷、乏力，伴恶心、腹泻，当地医院予头孢米诺钠、痰热清等，症状无好转。10月12日胸闷气短加重，咳痰有血丝，胸部X线片示双下肺纹理增重。10月13日肺部CT示双下肺肺炎，加莫西沙星联合抗感染治疗。10月15日因症状加重，胸闷、呼吸困难明显，至某三甲医院就诊。查体：呼吸25～30次/分，白细胞计数5.52×10^9/L；CT示双肺呈广泛浸润及渗出；血气分析示血液酸碱度7.56，动脉血氧分压43mmHg，动脉血二氧化碳分压30mmHg。予吸氧5L/min，泰能1g，每8小时1次，甲强龙80mg，静脉滴注。15日下午咽拭子检测示甲型流感病毒核酸阳性。诊断：甲型H1N1流感（重症）、肺部感染、急性呼吸窘迫综合征（ARDS）、急性呼吸衰竭（Ⅰ型）。收入ICU。予病危特护，心电、血氧监护，呼吸机辅助通气、PEEP（呼气末正压）18cmH_2O；给予奥司他韦抗病毒治疗，泰能、万古霉素、氟康唑联合抗感染治疗，丙种球蛋白及甲强龙冲击治疗，营养支持治疗等。

10月16日中医专家组会诊：患者中年男性，形体肥胖，发热（体温38.4℃），胸腹灼热，躁动不安，周身无汗，四末温，口唇红紫，舌质淡，舌体胖，口中津液较多，脉沉实。辨证：热毒闭郁、肺失宣降。治则：清热解毒，化痰宣肺，益气活血。

处方：

金银花 30g　连翘 15g　大青叶 10g　野菊花 10g
瓜蒌皮 15g　桔梗 10g　浙贝母 10g　紫菀 15g
葶苈子 30g　丹参 15g　赤芍 15g　酒大黄 10g
炙麻黄 6g　红参 10g　西洋参 10g　南沙参 15g
生黄芪 15g　三七 10g　生甘草 6g

每剂水煎 200mL，其中 100mL 鼻饲，每次 20mL，2 小时鼻饲 1 次；另 100mL 高位灌肠。

10 月 23 日会诊：患者经治疗后，体温正常，神志清楚，氧合明显好转，胸片显示肺部炎症渗出减少。查舌淡红，苔水滑，脉沉数。辨证为气虚瘀毒内阻，治以益气健脾、活血解毒。

处方：

西洋参 15g　生黄芪 30g　炒白术 15g　炙麻黄 6g
金银花 30g　紫菀 15g　连翘 15g　黄芩 15g
丹参 30g　赤芍 15g　广地龙 10g　川芎 15g

每日 1 剂，水煎 200mL，每次 20mL，每 2 小时鼻饲 1 次。

10 月 25 日脱机后转出 ICU，两周后出院。

2. 甲型 H1N1 流感危重症，重症肺炎，糖尿病酮症酸中毒

患者，女，57 岁。2009 年 11 月 13 日就诊。

右上腹疼痛 3 天，逐渐加重伴胸闷气短两天，意识障碍 1 天，以甲型 H1N1 流感危重症收入 ICU。

患者于3天前受凉后出现右上腹阵发性游走性疼痛，伴有气促，无发热、咳嗽、咳痰，无恶心、呕吐、黄疸、腹泻、腹胀，经某医院输液治疗（具体不详），症状无明显好转。两天前症状加重，伴有胸闷及呼吸困难，活动后明显心慌，夜间可平卧，无端坐呼吸，无心前区疼痛，无压榨性疼痛；1天前出现意识障碍，呼之无反应，无抽搐及大小便失禁。入某院诊疗，血气分析：酸碱度7.141，二氧化碳分压19.1mmHg，氧分压60mmHg，剩余碱22mmol/L，血钾5.2mmol/L，动脉血氧饱和度92%。血常规：白细胞计数1.52×10^9/L，中性粒细胞百分比3%，血小板计数88×10^9/L，血红蛋白139g/L。生化：白蛋白26.7g/L，球蛋白6g/L，血糖42.8mmol/L，尿酸630μmol/L，渗透压327mmol/L。尿常规：尿酮体（++++），尿糖（++++），血凝正常。诊断：高渗性昏迷；慢性阻塞性肺疾病急性加重期；代谢性酸中毒，高钾血症；低蛋白血症。入院后以气管插管、呼吸机辅助呼吸、补液治疗、小剂量胰岛素泵入，入院26小时总计输入12500mL，白蛋白20g，尿量400mL，咽拭子示甲型H1N1流感病毒核酸检测阳性，确诊后入院。

既往慢性支气管炎病史20余年，长期使用激素。出现双下肢水肿，有“多食、多饮、多尿”等症状。否认有流感样症状患者及甲型H1N1流感确诊患者接触史。查体：体温36.5℃，心率102次/分，呼吸频率21次/分，血压108/68mmHg。深昏迷，肥胖，全身可见多处瘀斑，球结膜高度水肿，左睑结膜出血，双侧瞳孔等大等圆，对光反射灵敏。口唇不发绀，颈软，脑膜刺激征阴性，桶状胸，双肺呼吸音对称，双肺满布湿啰音，偶可闻及干啰音。心率102次/分，腹围100 cm，腹部张力增高，无压痛、反跳痛，移动性浊音呈可疑阳性，肠鸣音3～4次/分；双上肢肘关节以下、下肢膝关节以下凹陷性水肿。

诊断：①甲型H1N1流感（危重症）。②重症肺炎。③糖尿病、糖尿病甲酮症酸中毒、高渗性昏迷。④慢性阻塞性肺疾病急性加重期、肺源性心脏病、低氧血症。⑤高钾血症。⑥低蛋白血症。入院后予以内科常规、传染病常规护理，奥司他韦 150mg，每日 2 次；头孢曲松钠 2.0g，左氧氟沙星 0.6g，静脉滴注。有创呼吸机通气，对症支持处理，血浆、蛋白支持治疗。

2009 年 11 月 13 日中医初次会诊。患者深昏迷状态，面色青黄，肥胖，四末不温，全身可见多处瘀斑，球结膜高度水肿，左睑结膜及球结膜出血，口唇无发绀。脉沉促、重按无力；因有创呼吸机通气，无法诊视舌苔。辨证属气虚血瘀，治宜大补元气、活血化瘀。

处方：

①生脉注射液 100mL、血必净注射液 100mL，每日 1 次，静脉滴注。

②生脉散合桃红四物汤加减：

生晒参 20g　　麦冬 20g　　炙黄芪 60g　　丹参 30g
赤芍 20g　　川红花 10g　　当归 20g　　川芎 10g
茯苓 20g　　炙甘草 10g

水煎，每次 100mL，每日 4 次，鼻饲。

③生晒参 30g，麦冬 20g。浓煎，每次 20mL，每 2 小时鼻饲 1 次。

11 月 14 日会诊：患者浅昏迷，对疼痛刺激有反应，面色青黄，全身可见多处瘀斑，球结膜高度水肿，左睑结膜及球结膜出血，双侧瞳孔等大等圆，对光反射灵敏。口唇不发绀，肠鸣音 3 ～ 4 次 / 分，双上肢、下肢膝关节以下凹陷性水肿，肢端温暖，脉沉数。查血糖 7.6mmol/L。病情稍有转机，继续予生脉注射液、血必净注射液静脉滴注和原方药治疗。

11月15日会诊：患者体温36.9℃，脉搏76次/分，呼吸频率17次/分，血压123/75mmHg，血氧饱和度98%；神清，面见血色，颧部见毛细血管扩张，球结膜高度水肿，左睑结膜及球结膜出血，口唇无发绀，肥胖，全身瘀斑未见增加，左脉如常，右脉关以上弦滑。证象见缓，治如前法，生脉散合桃红四物汤加减。

处方：

生晒参 20g	麦冬 20g	炙黄芪 60g	丹参 30g
赤芍 20g	川红花 10g	当归 20g	川芎 10g
茯苓 20g	炙甘草 10g		

水煎，每次 100mL，每日 4 次，鼻饲。

11 月 16 日脱机，转入内科病区治疗，7 日后出院。

四、胡天雄流感医案

1957 年 4 月，湖南中医药大学胡天雄教授总结其治疗流感经验：某校师生员工五百余人，发病率高达 45%。在防治过程中曾经根据不同情况，分别使用中药、西药、针灸疗法，尤以中药使用较多，大多在短期内治愈，无一例并发症发生。

此次流感在症状上一般表现为初起微恶寒或不恶寒，骤发高热，达 39 ～ 40℃，头痛剧烈，颜面潮红，气粗自汗，四肢酸痛，眼结膜充血，少数有刺激性干咳而引起胸骨后疼痛，咽干，鼻衄，谵语，个别病例有颈项肌肉强痛。根据不同症状，选用银翘散、桑菊饮、葛根芩连汤等方剂，其中以葛根芩连汤使用最多，收效尤佳，药后数小时体温下降，症状随即消失。典型病例如下。

1. 朱某，男，15岁，学生。1957年4月16日就诊。

症状：高热39.5℃，颜面潮红，头痛肢酸，颈项强痛，脉洪数。

处方：

葛根15g　川黄连3g　黄芩10g　甘草3g

开水冲兑（提炼药，下同），二次分服。

效果：两剂痊愈。

2. 成某，男，16岁，学生。1957年4月15日就诊。

症状：高热39.9℃，恶寒，头痛剧烈，面赤，口干，气粗似喘。

处方：

葛根15g　川黄连3g　黄芩10g　甘草3g

开水冲兑，三次分服。

效果：4月16日复诊，体温37.5℃，症状基本消失，唾液增多，原方加茯苓10g，再服一剂愈。

3. 王某，女，17岁，学生。1957年4月17日就诊。

症状：壮热39.2℃，头痛，口干，鼻衄，腹痛恶心，烦躁不宁。

处方：初服张锡纯凉解汤无效，第二天始用下方：

葛根15g　川黄连3g　黄芩10g　甘草3g

法半夏3g　蝉蜕6g

开水冲兑，二次分服。

效果：服药后得大汗，复诊体温 36.8℃，头痛，口干，便溏，胃纳呆滞，神倦，脸色苍白，脉细弱。改进四君子汤加葛根、五味子、藿香，两剂后各症平复。

4. 另一患者，妊娠六月，得流感，某医治以银翘散，服两帖，效果不显，又换某医处保生无忧散。病家见后方有归芪而前方是凉药，疑病为药所误，夜来邀会诊，冀能解除围困。患者高热，头痛，面赤，气粗，自汗，肢体酸痛，卧床不起。患者之夫骤持前师两方出，曰：此两方一凉一补，施之于同一人，其中必有一错，请问何者为是？何者为非？余素讷于言，骤逢此问，几不知如何对答，曰：前方以治病为主，后方以护胎为主，两者皆有目的。顾目前高热如此，当以治病为急，病去则胎儿自安。即投葛根芩连汤一剂，当晚立即煎好，分两次服完。翌晨，余往访之，患者已热退身和，起床扫地矣。

从此次“流感”治疗中，获得经验如下。

①此次使用葛根芩连汤，是以壮热、头痛、面赤、气粗四症齐具为主要指征，葛根辛凉以解表邪，芩、连苦寒直清里热，概亦温热病初起之解表方。凡具此症状者，皆不恶寒，或恶寒亦轻微而短暂，使用本方，不必惧其苦寒陷表，已屡验之。

②《伤寒论》以“喘而汗出”为使用本方指征，原文虽有“利遂不止”句，但彼是“桂枝证医反下之”引起。此则无之。今考本方证之“喘”为高热气粗所致，与麻杏石甘证之“汗出而喘”属于“无大热”而偏于支气管性者不同。前者重在“汗出”，后者重在“喘”。

③因患者体温太高，汗液蒸发过速，有时“汗出”症或不明显，故前四症具备时，“汗出”即非必具之症，可以不拘。

④根据此次流感症状，即高热头痛、自汗、不恶寒、脉浮洪而数等症，当属温热家所谓外感温病范围，余以葛根芩连汤治之，疗效远胜于

银翘、桑菊等方。今人曰："《伤寒》方不能治温病。"此语已成今日医家之口头禅，概因《伤寒论》太阳病篇开头二方即麻黄汤、桂枝汤，皆辛温发汗之剂。不知麻杏石甘汤、葛根芩连汤、白虎汤、竹叶石膏汤等方，皆治温之圣剂也。

五、宋达三流感医案

1958年2月和3月上旬流行性感冒在本区流行，情况和去年春季不同。发病人数虽不如去年多，但合并症比较严重；去年经笔者治疗的250例中，只有一名合并中耳炎，今年共治疗流感104例，严重者合并抽风的1例，呼吸困难剧烈咳嗽的7例（即合并肺炎的），重感（劳复）的1例，素有严重基础病又感染流感的4例。本着"八纲"及"辨证论治"的法则，通过及时治疗，多数得到痊愈。现在列举4个典型病例，对流感合并症的点滴经验，作一简介。

1. 流感误汗并发抽风

杨某，女，48岁，业农。2月17日就诊。

家属代诉：患者前天感觉身体不舒，头及身痛，恶寒。患者自行发汗，大汗出。不料第二天突发高热，阵阵抽风，不省人事。急请医生打针治疗，并未见轻。

初诊（2月17日）：体温40.7℃，脉洪数有力，牙关紧闭，角弓反张，正发抽搐，无法舌诊，只见口干唇青，病势危急。此系发汗过多，损伤津液所致。《金匮要略·痉湿暍病脉证治》云："太阳病，发汗太多，因致痉。"结合《伤寒论》："太阳病，发热而渴，不恶寒者，为温病。若发汗已，身灼热者，名风温。风温为病，脉阴阳俱浮，自汗出，身重，多眠睡，鼻息必鼾，语言难出。若被下者，小便不利，直视失溲；若被火者，微发黄色，剧则如惊痫，时瘛疭，若火熏之。一逆尚引日，再逆促命期。”这是描述热性病劫损津液，血虚不能荣筋，演变为抽搐瘛疭，即以增液、退热、解毒、镇肝息风法治疗。

处方：

生石膏 60g（研末，先煎）	金银花 30g	麦冬 30g	大生地黄 30g
玄参 24g	钩藤 24g	胆南星 12g	川芎 9g
杭菊花 18g	秦艽 9g	防风 9g	水牛角 9g
全蝎 6g	生甘草 6g		

水煎，冲服牛黄 0.3g，朱砂末 0.9g。

嘱其家属趁她不抽搐时，用羹匙徐徐灌下。

复诊（2 月 18 日）：抽搐症状消失，精神清醒，体温降至 38.2℃。自觉头重胸满，浑身发紧，咳嗽咳痰，呕逆，不思食，脉弦沉，舌绛，舌苔黄腻。此系高热后，损耗津液，肝胜脾胃不和，心阴不足，法当再进增液、平肝健脾、润肺化痰佐以强心之品。

处方：前方去生石膏、全蝎、水牛角、防风、牛黄，再加杏仁泥 12g，牡丹皮 9g，川、浙贝母各 6g，杭白芍、鸡内金、竹茹各 9g，外加伏龙肝 30g，鲜芦根 60g，伏龙肝煎汤代水送服朱砂末 0.9g，两次分服。

三诊（2 月 19 日）：病者自觉病势大减，头目清快，胸部不甚满闷，早饭喝稀粥一碗，未呕吐，轻微咳嗽，昨晚大便一次，睡觉安稳，体温 37.5℃，脉亦和缓，舌苔虽黄，略有津液，但食欲仍缺。法当清余热、增津和胃为主。

处方：

玄参 18g	生地黄 18g	麦冬 18g	陈皮 9g
清半夏 9g	杏仁泥 9g	鸡内金 9g	六陈曲 9g
槟榔 9g	谷麦芽 9g	当归 15g	生甘草 6g
伏龙肝 30g			

伏龙肝煎汤代水。

四诊（2月20日）：症状全部消失，体温正常，脉和缓，唯觉食欲不振，四肢酸软。予天王补心丹10粒，每饭前吃一粒，人参健脾丸10剂，早晚饭后各服一剂，善后调养。2月27日访视，已完全康复。

2. 流感并发肺气闭塞（肺炎）

张某，男，11岁，学生。2月28日就诊。

初诊（2月28日）：其母亲代诉：五日前曾患感冒，病不严重，服平热散发微汗后好转，前天症状反复，咳嗽剧烈，喘憋，发热，面红，呕吐，不能饮食。检查：体温40.2℃，咳嗽剧烈，胸部刺痛，头及四肢作痛，鼻翼扇动，呼吸困难，唾吐白黏痰，痰间有铁锈色，口臭。

印象：流感并发肺炎。推究其致病原因，系热邪郁遏于肺，热伤肺络，故突发上述病证。治以清热、解毒、宣肺、化痰为主。

处方：

生石膏 30g（研末，先煎）	麻黄 6g	金银花 12g	杏仁泥 9g
瓜蒌皮 9g	川贝母 6g	浙贝母 6g	桔梗 6g
枇杷叶 6g（去毛，纱布包）	牛蒡子 6g	前胡 6g	白前 6g
竹茹 6g	山栀子 6g	酒黄芩 6g	葶苈子 6g
生甘草 6g	橘络 3g	藕节 5 个	

水煎，分二次服。

复诊（3 月 1 日）：体温降至 38.2℃，呼吸略觉痛快，咳嗽亦感轻微，咳痰与昨天相似，面色仍然发红，夜间睡眠不安，苔白腻，脉紧数。仍以前方去竹茹、牛蒡子、酒黄芩、葶苈子，加知母、茯苓、麦冬各 9g，水煎冲服朱砂末 0.6g，分二次服。

三诊（3 月 2 日）：体温 37.8℃，呼吸、咳嗽咳痰均轻，睡眠安适，面色微红，苔脉无变化，食欲不振，仍以前方加减，佐以健胃之品。前方生石膏改为 18g，去金银花、山栀子、橘络、前胡、白前，加清半夏、广陈皮、紫菀各 6g，神曲、麦芽各 9g，北五味子 3g，水煎，分二次服。

四诊（3 月 3 日）：体温 37.6℃，诸症见轻，照前方再服剂。

五诊（3 月 4 日）：体温正常，大部分症状消失，每餐能喝米粥二碗，唯咳嗽咳痰仍未完全停止。因小孩服药困难，改予通宣理肺丸，每饭后服一粒，一周后痊愈。

3. 劳复流感

刘某，女，71 岁，业农。3 月 10 日就诊。

其子代诉：于 3 月 2 日忽患感冒，头痛，恶寒发热，周身酸软，不思饮食，她平素怕吃药，吃了两粒羚翘解毒丸，并饮热水，身出微汗后好转。后外出受凉又反复。

初诊（3月10日）：体温40.4℃，颜面潮红，头及关节疼痛，不恶寒，但发热，脉浮数有力，舌苔黄腻，三日未解大便，口渴，不思饮食。病后气血俱虚，余热未尽，本宜安卧静养，今早起劳动，气血沸腾，抵抗力低，因劳而复发作，治宜辅正、退热、增液、通便。

处方：

当归30g	金银花15g	杭菊花15g	麦冬15g
酒大黄15g	秦艽9g	瓜蒌9g	牡丹皮9g
桃仁9g	杏仁9g	枳实9g	白芷6g
大力参3g	生甘草3g	生姜三片	伏龙肝30g

伏龙肝煎汤代水，分二次服。

复诊（3月11日）：体温38.3℃，头及关节疼减轻，大便二次（稀粪夹有硬块），有微汗，舌苔黄润。高龄经此高热，津液缺乏，食欲不振，理所必然。好在大便通下，急下以存津液，病势好转。所谓“温病下不厌早”“急下以养阴”是有道理的。拟予退热养阴佐以健胃之品。

处方：

金银花15g	麦冬15g	玄参15g	生地黄15g
瓜蒌9g	牡丹皮9g	鸡内金9g	六陈曲9g
酒黄芩9g	麦芽9g	广陈皮9g	甘草6g
谷芽9g			

水煎，二次分服。

三诊（3月12日）：体温正常，脉洪大而虚，精神好转，每顿能喝一碗藕粉，小便赤，大便溏。法宜健胃辅正。

处方：前方减去金银花、麦冬、玄参、酒黄芩，加建莲子、焦白术、茯苓、杭白芍、清半夏各9g，生姜3片，大枣2枚，水煎，分二次服。

四诊（3月13日）：症状大部分消失，唯感体软无力，消化力弱，夜晚有失眠现象，拟以前方加党参、山楂片各9g，水煎送服辰砂末0.6g，3月14日其儿子讲“服药见轻”。再照前方取药一剂 。

4. 旧病血虚复染流感

王某，女，39岁，业农。3月8日初诊。

平日心悸已逾半年，于昨天感觉受凉，恶寒发热，头痛，浑身疼痛，彻夜不能睡，一有小响动，就心悸不止，饮水即吐，阵阵出虚汗。

诊查：体温38℃，脉浮数微细，舌苔白薄，颜面额部发红有轻微咳嗽及流感症状。且其素有蛔虫病史，胃疼可能是蛔虫作祟。《温病条辨》云：“太阴风温，但咳，身不甚热，微渴者，辛凉轻剂桑菊饮主之。”再结合“急则治其标，缓则治其本”的治疗原则，先予加味桑菊饮治疗流感。

处方：

霜桑叶12g 杭甘菊12g 金银花12g 杏仁泥9g
净连翘9g 青竹茹9g 苏薄荷6g 苦桔梗6g
生甘草6g 伏龙肝30g

伏龙肝煎汤代水送服朱砂琥珀末0.9g。

复诊（3 月 9 日）：体温 37.5℃，脉搏舌苔如前，头痛、浑身疼、自汗均见轻，服药后没呕吐，上半夜能入睡，听见动静就醒，胃中仍然作痛，心悸烦躁，感觉四肢无处搁放，此系久病血虚所致。令其先吃驱蛔片 4 片，再予滋阴养血之品。

处方：

全当归 30g	人参 3g	干地黄 15g	玄参 15g
麦冬 15g	杭甘菊 9g	青竹茹 9g	龟板 6g
鸡内金 6g	阿胶 6g（烊化）	甘草 6g（蜜炙）	伏龙肝 30g

伏龙肝煎汤代水送服朱砂琥珀末 0.9g。

三诊（3 月 10 日）：据云，服驱蛔片后，泻下蛔虫八条，胃疼顿止，唯不思饮食，盖以胃气不和所致。再予大量养血药剂，佐以健胃之品。

处方：全当归 30g，干地黄 15g，云茯神、龙眼肉各 12g，焦白术、生熟枣仁、谷麦芽、清半夏、六陈曲、广陈皮、龟甲、建莲子各 9g，炙甘草 6g，生姜三片，伏龙肝 30g，伏龙肝煎汤代水分二次服。

四诊（3 月 11 日）：体温正常，新病不必考虑。可专治血虚心悸及消化不良，给予补血健胃之品。

处方：前方减去焦白术、龟甲，再加鸡内金、台党参各 9g，伏龙肝煎汤代水送服朱砂末 0.9g，两次分服，连服两剂。

五诊（3 月 13 日）：心悸轻微，通夜能眠，每顿能吃两碗面条。唯身体羸瘦，一时难以恢复，再予柏子养心丸 20 粒，每饭前吃一粒，开水送下，并嘱其多吃菠菜和鸡蛋，少做劳动。

六、刘惠民流感医案

1. 向某，男，2 岁半。1961 年 11 月 29 日就诊。

病史：高热两天，体温 39.8℃，恶寒，无汗，咳嗽频繁，不思饮食。

检查：面赤，舌红，苔白而厚，咳嗽气急，脉浮紧而数，指纹青紫，透过气关。

辨证：寒邪束表，肺经蕴热。

治法：发汗解表，清解肺热，止咳平喘。

处方：

麻黄 5g	生石膏 18g	薄荷 5g	炒杏仁 5g
钩藤 9g	山药 24g	炙甘草 3g	款冬花 6g
麦冬 9g	大枣 2 枚（劈）	生姜 3 片	

水煎两遍，分两次温服。

服第一次药后，喝热米汤一碗，半小时后，再服第二次药，取汗。

方解：本方系麻杏石甘汤加味，方中麻黄、薄荷、钩藤、生石膏散表邪而清里热，杏仁、款冬花、麦冬润肺止咳平喘，山药、炙甘草补中益气，并防生石膏寒凉太过，生姜、大枣和营卫。

服药一剂，汗出热退，咳嗽减轻，饮食好转。

2. 李某，男，11 岁。1964 年 1 月 2 日就诊。

病史：感冒一周，鼻塞流涕，周身不适，三天前开始发冷，高热，体温 39 ～ 40℃，无汗，头痛，全身酸痛，口苦，恶心，食欲不振，咳嗽，小便黄，大便干。

检查：面红目赤，舌苔黄，脉浮数。

辨证：外感风寒，肺胃蕴热。

治法：发汗解表，清解肺胃。

处方：

麻黄 9g　羌活 6g　柴胡 9g　桂枝 9g
白芍 12g　山药 30g　知母 15g　生石膏 24g（捣）
炒杏仁 9g　竹茹 9g　生姜 6g　大枣 4 枚（劈）
炙甘草 6g

水煎两遍，晚睡前分两次温服。

服第一次药后，喝热米汤一碗，半小时后，再服第二次药，取微汗。

方解：本方特点是以羌活助麻桂解表，竹茹、知母佐生石膏清肺胃、止呕逆。

1 月 4 日其父来诉：服药一剂，汗出热退，全身不适已除大半，继服一剂，体温降至正常。仍轻微咳嗽，此乃肺经余热未清。改方以沙参、炙桑白皮、瓜蒌仁清热润肺化痰，干姜、五味子敛肺止咳。

处方：

麻黄 3g　桂枝 6g　白芍 9g　干姜 6g
五味子 6g　知母 12g　瓜蒌仁 9g　炙桑白皮 6g
炙甘草 5g　山药 18g　沙参 9g

水煎服。煎服方法同前。

又服两剂痊愈。

3. 刘某，男，12 岁。1965 年 8 月 14 日就诊。

病史：四天前出汗后游泳，当晚高热，体温 40℃，持续不退，头痛，全身酸紧，无汗，恶心，口渴，烦躁。经用中西药治疗，效果不显，来诊。

检查：神倦，面红，气促，舌苔白厚腻，脉紧而数。

辨证：寒湿束表，化热入里。

治法：发汗解表，清热除烦，祛湿散寒，调和营卫。

处方：

麻黄 6g	桂枝 9g	炒杏仁 12g	知母 5g
炙甘草 6g	生石膏 24g（捣）	山药 30g	葛根 12g
防风 9g	生姜 6g	大枣 5 枚	

水煎两遍，分两次温服。

服第一次药后，喝热米汤一碗，过半小时再服第二次药，取汗。

方解：本证为寒湿之邪束于肌表，治不得法，有化热入里之象，故用大青龙汤之意加葛根解肌发表、清热除烦、调和营卫，用知母、生石膏、山药生津止渴兼清里热，用防风胜湿止痛兼解肌表，以祛寒湿之邪。

服药两剂，诸症痊愈。

4. 方某，男，45 岁。1966 年 5 月 6 日就诊。

病史：因气候骤变，寒流侵袭，感冒一天，恶寒，无汗，身热，体温 39.5℃，食欲不振，轻微恶心。

检查：面红，舌苔薄白，声重浊，脉浮紧而数。

辨证：风寒束表，郁热不宣。

治法：解表清热。

处方：

麻黄 3g	生石膏 24g（捣）	炒杏仁 16g	葛根 12g
羌活 9g	薄荷 9g	山药 30g	生甘草 3g
浮萍 9g	生姜 6g	大枣 5 枚	

水煎两遍，晚睡前分两次服。

服第一次药后，喝热米汤一碗，半小时后，再服第二次药。

方解：麻黄、浮萍、羌活、生姜、薄荷、葛根、生石膏发散表邪、清解里热，杏仁润肺利气，山药、大枣、甘草和中益气。

5 月 7 日二诊：药后，汗出热退。仍觉轻微头痛，周身发紧，乏力。面微红，舌苔白，稍厚，脉仍略数。汗出不透，表未全解，当继续解表清热。原方加桂枝、防风助麻黄等发散表邪，金银花助石膏以清内热，白芍敛阴，与桂枝合用，调和营卫，且防汗出太过。

服上药两剂，诸症消失而愈。

第七章

《中医药治疗流感临床实践指南》的制订

一、历次指南的简要点评

流感最近一次大的暴发流行在2009年，当时中医药已广泛参与流感的治疗，并将中医方案写入当时卫生部颁布的《甲型H1N1流感诊疗方案》第一版至第三版。

鉴于流感的严重危害，2011年我国发布了第一版流感指南，即《流行性感冒诊断与治疗指南》（2011版），中医治疗作为重要的治疗方法在指南中得到了明确的推荐。自2017年入冬以来，流感发病率明显增加，全国流感监测结果显示流感样病例及确诊的流感病例，显著高于过去三年的同期水平，已呈暴发流行之势。为了应对严峻的流感疫情，国家卫生和计划生育委员会于2018新年伊始，发布了《流行性感冒诊疗方案》（2018版）；并于2020年10月27日，国家卫生健康委员会、国家中医药管理局联合发布了《流行性感冒诊疗方案》（2020版），中医治疗方案再次占据重要地位。从2009年甲型H1N1流感暴发流行距今已十余年，在这十几年中我国医药卫生事业迅速发展，对于重大的突发公共卫生事件应对能力不断提升，中医中药也在十余年中得到了飞速发展。以下将结合这十数年中的历版流感诊治方案及近期流感的发病特点，论述中医药对于流感的防治思路，对《流行性感冒诊疗方案》（2018版）（以下简称“2018流感方案”）及《流行性感冒诊疗方案》（2020版）（以下简称“2020流感方案”）进行深入解读。

1.2018流感方案的中医内涵

（1）2017～2018年冬季流感以“冬温”为主

冬应寒而反温，非其时而有其气，人感之而即病者，名曰冬温。入冬以来北京地区的气候特点是晴暖天气为主，无降雪，为冬温的形成提供了气候条件。从中医运气学说角度来看，2017～2018冬季属于丁酉年终之气，“阳气布，候反温，蛰虫来见，流水不冰，民乃康平，其病温”。结合近期流感发病特点，主要以发热、头痛、肌痛、全身不适为起病表现，继而出现高热体温达39～40℃，出现恶寒，伴全身肌肉关节酸痛，乏力，食欲减退，咽痛咳嗽，热退后容易反复。符合冬温的临床特点。

冬温发病类型常见于三种：其一为无内伤基础者，感温邪而发病，病邪多在于表，其病势轻；其二为冬不藏精之人（内伤基础较多），温邪侵袭直接表现为里证，易出现重症；其三为劳力辛苦之人感受温邪后复被寒邪外束，出现外寒内热，其实质仍是冬温，辛温发汗不可过用，过用则病势传变易出现变证和坏证。在“2018流感方案”中，中医分轻症和重症推荐施治方案。轻症中的“风热犯卫”即感邪浅而在表者，予辛凉轻剂桑菊饮或辛凉平剂银翘散加减；轻症中的“热毒袭肺”即发病表现为里证者，予麻杏石甘汤加味，方案中加入知母即合入白虎汤以清里热，加入柴胡黄芩取调节少阳枢机透邪外出，温病里证的治疗以清热解毒为重要治法，而透邪外出应贯穿始终。重症部分分“毒热壅肺”和“毒邪内陷，内闭外脱”两类，属于温邪犯肺继而逆传心包的范畴，此类病例多伴有不同程度的呼吸衰竭，需收入ICU行综合治疗。重症病例的出现主要见于两类，其一为治疗不当（常见误汗、过汗、寒凉冰伏邪气）导致坏证和逆证；其二为体内伏邪（严重的内伤基础）被新感引动。治疗在解毒或扶正的基础上，仍要给邪气以出路，或透之于外或泄之于内，重症方中始终用青蒿即取其透邪之义。

（2）近期流感预防救治不可忽视兼夹邪气

流感暴发流行，类似于古代中医所说的五疫之至，皆相染易，不问老幼，症状相似。症状相似是其共性，针对共性制订诊疗方案，利于推广惠及更多患者。但在流感患者群中，共性之中还有个体差异，以及邪气的兼夹，故吴又可除在《温疫论》中提出开达膜原的核心之法外，还考虑到“五实”“五虚”等差异化治疗。2017 ～ 2018 冬季流感的防治，针对每一个个体患者不可忽视兼夹邪气。此次兼夹邪气的存在，也有其病原学基础，我国往年冬春季节流感主要以季节性 H3N2 为主要病毒流行株，国家流感中心数据显示，乙型 Yamagata 成为本季度主要病毒流行株，兼见 H3N2 和 H1N1 病毒流行株，病毒流行株的复杂多样即导致了症状的复杂性。

在“2018 流感方案”中，针对兼夹邪气给出了多种加减法的推荐用药，与《流行性感冒诊断与治疗指南》(2011 版) 风热犯卫证相比，是明显的改进。在外感病的救治中，导致坏证和逆证的最常见原因便是兼夹邪气处理不当。兼夹邪气应在初诊时即予以准确识别和施治，苔厚腻加藿香、佩兰以化湿，热毒不与湿相合则势孤易祛；呕吐先予苏叶、黄连饮止吐，吐不止则无法服药；咳嗽重提示肺气已滞，故早加杏仁、枇杷叶之类以利肺气；腹泻为夹热下利，推荐加减法为加用木香、黄连，葛根芩连汤亦可合入。除了诊疗方案提到的加减法，临床医生应根据患者的具体情况，运用中医思维举一反三处理兼夹证，如诊治小儿流感见舌苔腻或腹痛者应关注食积，于汤剂中加焦三仙或谷麦芽、保和丸同煎，量不厌大（具体可参考北京地区医家如萧龙友、孔伯华、施今墨、汪逢春等的医疗经验）。在治疗中忽视兼夹邪气，单纯使用清热解毒或辛温发汗，极易出现寒凝冰伏或激散热毒入血，出现病情逆变。

（3）重症流感患者的治疗应注重护阳气开邪闭

“2018 流感方案”在重症流感患者出现“毒热内陷，内闭外脱”时，推荐的方剂为参附汤加减。前文已详论近期流感以“冬温”为主，“冬温”属于温热病，为何强调“护阳气”而非“存津液”？在中医历史上，对于外感热病的治疗理念，曾流行过“伤寒要始终顾护阳气”“温病要始终顾护阴液”的说法，究其实质，无论是张仲景的《伤寒杂病论》年代还是清代温病兴盛的年代，治疗外感病“存津液”始终是核心。在《伤寒论》中桂枝汤要啜热稀粥、麻黄汤之类发汗要求“不可令汗出流漓”、三阴病中见下利第一位是止利以存津液（无论用何种方法），诚如陈修园所说，一部《伤寒论》“存津液，是真诠”。而温病存津液更毋庸赘言，清淡有五汁饮，重剂有增液汤。

“2018 流感方案”与 2009 年《甲型 H1N1 流感诊疗方案》（一版至三版）及《流行性感冒诊断与治疗指南》（2011 版）相比，在重症推荐的方剂，不再区分气虚阳脱和气虚阴脱，直接推荐参附汤加减，是基于当下的医疗实际情况而推荐的。随着我国医药卫生事业发展，各级医院重症医学科已建立完善，重症流感救治的主战场在 ICU，强大的生命支持和液体复苏，使得古代医家所描述的阴脱、热入营血等病理过程已经明显减少，故“存津液”已不是那么迫切。反而是现代治疗之后的阳虚证日益突出，故此次直接推荐参附汤加减以引起临床医生对顾护阳气的关注。

顾护阳气首要在于避免过度耗伤阳气，在治疗用药方面包括限制性液体复苏、早期识别阳虚酌情加入益气温阳药物。重症患者在出现脱证时，毒邪仍在继续致病，故透泄毒邪药物如黄连、金银花、大黄、青蒿仍要继续应用，开窍之品也可酌情配合使用。

（4）流感恢复期的治疗及易感者的预防

2011 版《流行性感冒诊断与治疗指南》没有涉及流感恢复期的中医治疗方案，“2018 流感方案”针对流感后期易出现的不适症状推荐了治疗方案。2017 ～ 2018 流感的后期遗留症状主要在于肺胃，以湿邪留滞兼气阴两虚为主。以肺系症状为主的表现是咳嗽，对于有慢性肺系疾病的患者咳嗽可迁延日久；以脾胃为主的表现是纳食不佳、疲乏。针对这两类常见证候，推荐沙参麦冬汤加减，沙参、麦冬、五味子益气养阴，浙贝母、杏仁、枇杷叶可肺胃兼顾，微苦微辛具流动之性化湿调理气机，青蒿及焦三仙根据余邪及食滞情况可灵活增减。对于素体寒饮偏盛的则非此方所宜，而应温化为主，此则全在临床医生灵活应变。

2011版《流行性感冒诊断与治疗指南》对于流感的预防提出了中医方案，但是考虑到体质差异问题，"2018流感方案"未再推荐预防方。流感属于外邪侵袭，中医对于外感病的预防强调"正气存内，邪不可干"，当体内无积热、积湿、积食则气血条达不易感受外邪。在流感期间，小儿及慢性病多的老人属于易感人群，要避免饮食不节，出现食滞可及时食用荸荠、萝卜之类消食；注意防寒，一旦感受寒邪及时通过推拿颈部穴位或耳穴，以宣散头面气血祛散寒邪。注重养成良好的生活习惯，培补正气预防流感，远胜于服药预防。

（5）针对流感防治谈中医药的发展前景

流感对人类社会造成危害的同时，也对医疗卫生事业提出挑战。古代中医药参与流感的防治是无数医家的个体行为，现在借助于我国完善的医药卫生防疫体系，中医药可以在更好的平台发挥更大的作用。在治疗流感的过程中，除了满足于治愈疾病之外，还应该站在学科发展的高度，把握挑战机遇，进一步优化中医药参与流程，挖掘中医治疗流感的深层次原理。如对于流感流行前的早期预警，中医的运气学说值得研究；对于已罹患流感的患者，早期危重症的识别值得研究，《伤寒论》"脉若静者为不传；颇欲吐，若躁烦，脉数急者，为传也"即为危重症早期识别，《温热论》的"逆传心包"（早期出现意识改变）也是危重症的早期识别。诸如此类在古代形成的医疗经验，都可以在流感期间借助于大样本的流感人群，设计科研项目进行研究，经得起验证的作为精华予以保留，无保留价值的予以说明，从而促进中医学术的发展。

以上分五个方面，解读了“2018 流感方案”，探讨了中医药的流感防治思路。流感的高发季节为冬春季节，2018 年春季流感仍会持续，随着春季的来临气候变化，流感的优势病毒流行株可能会随之发生变化，根据中医温病学的原理及戊戌年的运气，北京春季流感患者将以“春温”为主。春温病是伏邪温病，由于温邪郁久化热，至春季阳气开泄，自内而外，或再感新邪引动伏热而发的一种伏气温病。开始即以壮热、烦渴，甚则神志不清、昏迷痉厥等里热过盛，阴分不足的表现为主要症状。春温病变化迅速，治疗不当导致的变证尤其严重，故在初病时的治疗非常关键。春温病初起的治疗可参考北京地区名医张菊人的新订加减银翘汤，张氏云银翘散对风温初感内热轻微的病或可奏效，但总觉缺乏防止内热作祟之品。假若用于内热已作而尚未显著的时候，反有煽动内热之嫌。新订加减银翘汤由薄荷、杏仁、金银花、连翘、黄芩、知母、竹叶、瓜蒌皮组成，张氏常用的四种加减法为：①见薄苔加枳壳；②见垢腻苔加枳实、瓜蒌，去掉瓜蒌皮；③见恶寒无汗加栀子、豆豉；④见呕吐加芦根、竹茹。春温的预防重点在于清除体内积热，饮食要以清淡为主，生荸荠、生梨、鲜藕、萝卜之类生津消痰的食物宜多食用，勿以其平淡而忽视之。

2. 2020 版流感方案的中医内涵

2020 年 10 月 27 日，国家卫生健康委员会、国家中医药管理局联合发布了《流行性感冒诊疗方案》（2020 版），“2020 流感方案”第八部分第 7 条单列出了“辨证使用中医药”，这是不同于以往诊疗方案的，以往诊疗方案仅将“辨证使用中医药”作为第 6 条“合理选用退热药物”的一部分。虽然只是微小的改动，但体现的是中医药治疗流感认可度的提升，是广大中医、中西医临床和科研人员不断努力研究的成果。“2020流感方案”的“中医治疗”部分，也在上版基础上进行了修订。现对“中医治疗”部分进行解读。

（1）轻症应分“寒”“温”，三因而制宜，辛温法不可偏废

“2020流感方案”的中医“轻症辨证治疗方案”，明显的变化是增加了“风寒束表”型、“表寒里热”型，分别推荐了麻黄汤、大青龙汤治疗。流感属于中医的外感病范畴，即有邪气由外而来，侵袭人体发病，治疗之根本法则为祛邪外出。中医祛邪外出治疗外感病，主要分为两大类，一类是辛凉透邪外出法，另一类是辛温散邪外出法。辛温散邪法所用药物效力峻猛，辨证不准使用不当易出现不良反应，因此在临床中推行有一定困难，治疗外感病之中成药亦是以寒凉药物为主。使得辛温散邪法有偏废之趋势。流感的临床症状主要以“发热、头痛、肌痛”为起始症状，体温高达39～40℃，可伴有恶寒、寒战、肌肉关节疼痛。论治外感病的中医经典著作《伤寒论》，对于疾病的初期症状进行了详细论述，其中对于太阳“伤寒病”和“温病”有明确的定义，“太阳病，或已发热，或未发热，必恶寒、体痛、呕逆，脉阴阳俱紧者，名为伤寒”“太阳病，发热而渴，不恶寒者，为温病，若发汗已，身灼热者，名风温”。流感的起始症状，与太阳“伤寒病”多有吻合，如发热、恶寒、体痛，症状更重者可见肌肉关节疼痛，后世医家将此类证候定义为“风寒束表”证，张仲景在《伤寒论》中，对于此类疾病首先推荐使用麻黄汤，并且经历代医家临床应用，取得了良好的疗效。麻黄汤为辛温散寒峻剂，在解除高热、恶寒、身痛症状时，往往伴随着汗出。虽然张仲景对于麻黄汤的服用方法，强调了少量频服，周身汗出后停服的注意事项，但是在临床实际中仍然存在难以把握用量和服药之度的问题，一方面由于医家

对于此方掌握不熟，另一方面在于患者忽略了服药注意事项。在西医学补液技术尚未普及之前，过度发汗导致的低血容量甚至休克状态，常使患者原有病情加重甚至危及生命，因此对于麻黄汤的使用多有顾忌。当今的医疗水平日益发达，医疗健康理念深入人心，医家对于麻黄汤之使用、患者对于服药注意事项的遵守，以及出现不良反应后的救治，均与古代不可同日而语，因此麻黄汤使用的安全性也随之提升。经过现代的临床和基础研究，也再次证实麻黄汤对于流感的良好治疗作用，如马友权等研究发现，麻黄汤对于流感伤寒太阳证，具有明确的退热作用且未见不良反应。如魏文扬等通过动物实验发现，麻黄汤可以阻断流感病毒侵入宿主细胞，并可显著抑制流感病毒在细胞内的生物合成。盛丹等通过动物实验发现，辛温解表的麻黄汤、桂枝汤、麻黄桂枝各半汤，在体内均有抗甲1亚型流感病毒小鼠肺炎的作用，麻黄汤与病毒唑的疗效相比有显著性差异。“表寒里热”证即在具备“风寒束表”证候的同时，出现了口渴、咽痛、舌红、苔黄等内热症状，推荐处方大青龙汤亦出自张仲景《伤寒论》，原主治“太阳中风，脉浮紧，发热，恶寒，身疼痛，不汗出而烦躁者”，其组成亦是由麻黄汤变化而来，在麻黄汤（麻黄、桂枝、杏仁、甘草）的基础上加用生石膏、生姜、大枣而成。大青龙汤对于流感的疗效，亦有较多的临床和基础研究证实。因此“轻症辨证治疗方案”增加“风寒束表”“表寒里热”证型，并推荐麻黄汤、大青龙汤，无论从中医经典外感病理论角度出发，还是从现代临床研究角度出发，均是非常有必要的。

（2）重症重在“毒热”，因“毒”而生热，解毒要兼顾扶正

与2019版流感诊疗方案相比，“2020流感方案”中医治疗的“重症辨治治疗方案”部分仍然分为“毒热壅盛”和“毒热内炽，内闭外脱”两型，均突出了“毒”的致病性，与轻症部分第4个类型“热毒袭肺”

形成了对比。流感重症患者因毒而生热，故其治疗亦应以“解毒”为先；轻症患者则以“热”为突出，因热而生毒，重在清热以解毒。姜良铎教授提出，凡是对机体有不利影响的因素，无论这种因素来源于外界或体内统称为毒，其认为“毒”是致病因素作用于机体后所产生的潜在或明显的后果，且从整体角度对病因进行了把握。毒可分为外来之毒与内生之毒，外来之毒来源于机体之外，如六淫（风、寒、暑、湿、燥、火之太过与不及）、戾气、杂气，以及西医角度之细菌、病毒等。内生之毒则来源于体内，源自体内的、人体不需要的，或者有害于健康的物质均属内生之毒。流感重症和危重症患者，是由外来之毒诱发产生内生之毒，内外之毒相合而导致危重症。“2020 流感方案”的西医发病机制部分，较前有了更进一步的认识，提出流感病毒感染人体后，严重者可诱发细胞因子风暴，导致感染中毒症（sepsis），sepsis 中文译名又叫“脓毒症”，以前主要指细菌感染引起的机体过度免疫炎症反应导致序贯脏器损伤，在救治重症和危重症新型冠状病毒感染中，由我国呼吸危重症学者曹彬教授率先提出了新型冠状病毒导致的脓毒症（sepsis）。在此版流感诊疗方案中，也将 sepsis 概念引入。刘清泉教授认为，脓毒症之“毒”包括了致病微生物、病原体及其产生的毒素等，此为外来之毒。外来之毒扰乱机体正常代谢及功能，入里化热，变生热毒（刺激机体产生大量自由基及细胞因子等），热毒煎熬血液，血瘀则津停化为痰浊（组织水肿等），可通称为内生之毒。流感重症与危重症病例的病情进展，与脓毒症出现类似的病理过程，正是外来毒邪诱导产生内生毒邪，进而毒损脉络导致脏器损伤，其治疗之关键在于解毒。流感重症的“毒热壅盛”型，推荐处方仍然为宣白承气汤加减，但加减的药物和剂量有所调整。宣白承气汤原方出自清代温病学家吴鞠通之《温病条辨》，治疗阳明温病，下之不通，喘促不宁，痰涎壅滞，大便闭结，脉右寸实大，证属肺气不降者。

2020版拟定的宣白承气汤，较2019版剂量的调整在于炙麻黄由6g增加至9g，生石膏由40g增加至45g，知母由10g增加至15g，鱼腥草由15g增加至30g，葶苈子由10g增加至15g，黄芩由10g增加至15g，加入瓜蒌30g，赤芍15g，牡丹皮12g，去掉了青蒿。解毒凉血清热作用明显增强，以更好地应对“毒热壅盛于肺”的状态。重症部分的“毒热内陷，内闭外脱”型，推荐处方与2019版相同，为参附汤加减，但药物组成方面也增加了解毒药的力度。2020版诊疗方案新增了牡丹皮12g，炒栀子10g，生地黄30g，并将大黄用量由6g增加至10g，以增强解毒之力。

流感重症患者虽然以“毒热”内盛为突出表现，但其正气损耗亦非常严重。生理状态下“阳气者精则养神，柔则养筋”，流感状态下人体抗邪时需要调动阳气对抗病邪，通过发热、出汗等方式祛邪外出，在祛邪的同时，亦消耗津液、正气，所显露之“毒热”之象均为原本应温煦人体之阳气而化生。故在治疗“毒热”内盛之时，应注意到正气之暗耗。“2020流感方案”中，“毒热壅盛”型推荐的加减法中已提示“喘促重伴有汗出乏力者，加西洋参15g，五味子12g”，五味子用量较2019版增加，“毒热内陷，内闭外脱”型推荐的药物剂量，较2019版有所调整，生晒参用量由15g增加至30g。均体现了早期扶正、大剂补气扶正的思想。

“2020流感方案”的中医“轻症辨证治疗方案”和“重症辨证治疗方案”部分的更新，已解读如上。“恢复期辨证治疗方案”部分亦有小的改动，恢复期主要证型仍为“气阴两虚、正气未复”，推荐处方仍然是沙参麦冬汤加减，药物也保持一致，仅加减法部分增加了“舌苔厚腻加芦根30g，藿香10g，佩兰10g”。藿香、佩兰芳香化湿透表，芦根清热生津透邪，此加减法实质是对于余邪留恋状态的重视。此外，重症患者的服药频次和给药途径方案，“2020流感方案”仍提到重症患者可以一日服用2剂，仍然提出了口服、胃管注入（鼻饲）、结肠滴注三种给药途径。重症患者的用药频次和给药途径是关乎临床实践中能否顺利推行中医药的关键，危重症患者存在药代动力学的改变、胃肠功能障碍等问题，是值得重视的。中医传统的危重症服药频次和给药途径非常丰富多样，医疗技术的改进，亦增加了新的给药途径，如危重患者幽门后喂养（经空肠管喂养），均为中药给药提供了新的途径。但空肠管存在放置技术要求较高、管径较细、药物渣滓容易堵塞等问题，如何临床规范给药，是值得研究并补充入诊疗方案的。

二、制订《中医药治疗流感临床实践指南》之意义

从流感发展的历史中我们可以看到，疫情的席卷并没有眷顾中华大地，而中医学从没有缺席任何一次与疫情的斗争。在一次又一次的智慧与勇气的抗争中，中华民族越战越勇，积累了大量的抗疫临证经验，中医学也获得了长足的发展。中医学对于流感的病因病机、临床特征、辨治思路有着丰富而深刻的认识，是中医疫病学理论重要的组成部分。中医学虽无“流感”一词的记载，但在病名方面流感可以归入时行感冒、疫病等范畴，在温病理论中还有风温、温热、温疫、温毒、暑温、湿温、秋燥、冬温、温疟等划分，也包括流感的特点。在病因方面，中医疫病理论认为流行性感冒主要包括风、寒、暑、湿、燥、火等六淫邪气，以及疠气等外感邪气，进而通过六经辨证体系、卫气营血及三焦辨证体系进行辨证分析，总结出具有特色的辨证治法和方药，在历次的流感实战中作出了突出的贡献。

随着时代的发展、科学和技术的进步，随着现代病毒学、临床流行病学的发展，以及西医对病原的认识，对中医认识流感的病邪性质、传变规律，以及治法具有重要意义。各个时代的医家从多个角度对流感形

成的认识丰富了中医疫病学的发展，但时至今日人们需要的是针对流感防治的，更加综合更加系统的临证指南方案。从既往形成的流感治疗方案来看，随着方案的一次次更新，中医学对流感的认识也变得更加清晰、更加深入，取得的共识更加具有临床应用价值。流感方案的形成也逐渐脱离了古代的总结方法，将现行的方法学更好地与中医药结合到一起，以便使用者在病例发病特点、临床症状、并发症、疾病发展演变规律、死亡原因、中医证候特点、中医核心病机，以及中药干预效果获得更加明确的理解，进一步提高中医对流感的认识水平和救治水平。为实现这一目的，刘清泉教授带领团队对流感的中医药防治方法进行总结，颁布了全新的《中医药治疗流感临床实践指南》，让中医学站在了防治流行性疾病的舞台中央，中医学愿挑起更大的重担，肩负更重大的责任。

三、《中医药治疗流感临床实践指南》的制订过程

在方案制订过程中，方法学团队的参与对指南的制订工作起到重要作用，方法学专家会根据项目实际情况设计相应的制订方法及流程，以确保指南制订工作的顺利开展。与早期制订的中医药指南相比，该指南主要有两个创新点：以混合方法研究为主导制订指南；指南制订时重视一线临床医生的需求。

1. 混合研究方法的应用

（1）以证据为主的中医药指南及其应用现状

现已发布的中医药指南，多在循证医学的指导下，按照严格的方法学技术要求制订，在干预措施的选择上遵循“证据为主、经验为辅”，优先采用有循证医学证据支持的干预措施作为指南的推荐意见。然而中医

药的证据体系存在不完善的情况。大量临床常用的经方时方，由于缺少相应的循证医学证据支持，虽可以通过专家共识形成推荐意见，但仍难以进入指南。而以证据为主制订的中医药指南，存在中医思维体系不完整、无法涵盖临床常见情况的问题。例如在流感重症阶段，会出现肺热腑实证，而临床上对该证常用的宣白承气汤，由于没有对应治疗流感重症或流感的高级别证据，在制订指南时常被遗漏。

在对中医一线临床医生的调研中，部分临床医生反映中医药指南不适用于临床，缺少中医辨证的整体思路，同时真实疗效不清，因而较少参考中医药指南。而对西医一线临床医生的调研中，临床医生仍然会关注推荐意见的证据情况，会选择高质量证据支持的、疗效及安全性明确的干预措施用于临床实践。而目前中医药指南对中医临床医生、西医临床医生，均难以满足其最主要诉求，造成中医药指南无人用的现状。

（2）混合方法研究制订中医药临床实践指南

混合方法研究由 Creswell JW 将混合研究引入医学研究领域，并提供规范的指引。混合方法研究，其核心在于将定性研究方法与定量研究方法结合，目前在社会科学、行为科学、医学、心理学及教育学中有所运用。混合方法研究以实用主义为基础，常采用同步设计（或称为平行设计），即在研究中同时采用定性研究和定量研究，并同时采集两种研究方法的数据资料；而两种研究方法的前后次序可以转变。定性研究和定量研究并不互相排斥，而是各有优劣，在以实用主义为基础的混合方法研究中两者可以互相补充、相互论证，为某一研究问题提供综合性的回答。

在中医临床思维模式下，由于不同的患者存在不同的个性特征，在临床治疗中需辨证论治，实施个体化诊疗。中医药指南若直接使用循证医学方法，可能无法涵盖全部患者特征，难以进一步指导中医诊疗实践。

而对临床医生有实际指导作用的，多为经典及医案的学习、师承及临床实践的经验积累，属于定性研究资料。因此在指南中针对中医临床医生的内容，可以以专家访谈、古籍经典等定性研究的成果为核心。在西医临床思维模式下，临床医生更加关注确切的诊断标准，以及合理选择疗效、安全性明确的治疗措施。因此，对西医临床医生来说，推荐的干预措施最好有高质量的证据作为支撑，属于定量研究资料。临床医生可以从中估计可能改善的症状指标，以及可能存在的不良反应。

中医药指南的制订，其最核心的目的是给临床诊疗以指导、为临床医生所使用，是实用主义的一种具体表现。因此，指南的制订适合采用混合方法研究。在现有较为规范的指南制订技术方案中，已经存在部分以定性研究为主的步骤，如专家访谈、临床调研等，但上述步骤的主要目的是确定临床问题，而对临床问题的回答仍高度依赖严格的定量研究结果（如高质量的系统评价、随机对照试验等）。这在高质量循证研究数量充足的前提下是合适的，但对于缺少高质量临床研究的临床问题会造成不利影响。如“发汗后，不可更行桂枝汤，汗出而喘，无大热者，可与麻黄杏仁甘草石膏汤”为《伤寒杂病论》记载，麻杏石甘汤在临床中常用于多种呼吸系统疾病出现“身热汗出而喘”的治疗，且疗效佳。若完全以证据为主制订《中医药治疗流感临床实践指南》，由于无相关循证医学证据或证据质量不高，会使麻杏石甘汤难以形成指南的推荐意见或推荐强度不匹配。

因此在高质量循证医学证据普遍不足的情况下，对于指南的制订，尤其在拟纳入干预措施的确定及推荐意见的形成过程中，仍建议采用混合方法研究。以临床实用为原则，在严谨的定性研究方法的指导下，以规范的专家共识形成相应的推荐意见。并在此基础上，尽可能检索并结合定量研究结果，形成相应的证据级别（有证据支持的干预措施）或共识推荐（无证据支持的干预措施）。

（3）本指南中混合方法研究的应用

在项目组进行预检索时，根据检索结果共整理出31个方剂及10个中成药。项目组根据文中描述的药物组成及临床判断，将31个方剂归纳为11类经方及其类方、合方、自拟方，结果可见表7。此时，若以定量研究结果为主导确定指南推荐干预措施，则会出现几个问题：①各研究中的干预措施有半数为自拟方，且方名差异较大，虽有证据支持有效，但临床不易推广；②各研究中的研究对象纳入标准基本为流感确诊患者，无轻重之分，根据临床经验判断大多干预措施为轻症患者的治疗用药，极少数干预措施为重症患者及恢复期的治疗，干预措施虽多，但不能覆盖流感治疗的各个阶段。综上，本指南在制订过程中难以仅用传统定量研究的结论形成全部推荐意见的干预措施。

表7　流感方剂文献检索结果

类别	论文中方剂名称	类别	论文中方剂名称
银翘散类	银翘散	清瘟败毒饮类	清瘟败毒饮
	解毒透热汤		加减清瘟败毒饮
	二角银翘汤	柴葛解肌汤类	柴葛解肌汤
	清感汤		柴麻清瘟汤
	流感双解方	清瘟解毒汤类	清瘟解毒汤
桑菊饮类	桑菊饮		清解退热饮
麻杏石甘汤类	麻杏石甘汤	合方	银翘散合白虎汤加减
	白虎清解汤		麻杏石甘汤合银翘散
	加味麻杏石甘汤		银翘散合桑菊饮加减
	麻杏石甘汤加减	自拟方	自拟清瘟解毒汤
宣白承气汤类	宣白承气汤		清气解毒合剂
参附汤类	参附汤		抗流感合剂

续表

类别	论文中方剂名称	类别	论文中方剂名称
沙参麦冬汤类	沙参麦冬汤	自拟方	自拟抗感方
麻黄汤类	麻黄汤		益气清瘟解毒合剂
	麻黄汤加减		辟秽解毒方
柴胡香薷饮类	柴胡香薷饮		

因此，本指南采用了混合方法研究，将指南推荐干预措施的形成分成以专家经验为主的定性研究和以循证医学证据为主的定量研究。其中，中医辨证施治部分采用了定性研究方法，通过古籍文献整理、面对面专家访谈、专家共识会议等方式，确定了 16 条推荐意见。推荐意见的确定以专家经验及严谨的共识方法为主，虽可能缺少现代循证医学证据的支持，但符合临床实际情况，且有古籍证据支持。

而中成药推荐意见部分因缺少古籍的直接证据，因而继续采用了以循证医学为核心的定量研究方法，项目工作组以严格标准筛选出有高质量证据支持的干预措施，纳入需符合以下标准之一：①有随机对照试验的证据支持，且发表在影响因子 5 分以上 SCI 期刊；②入选《中药大品种科技竞争力研究报告（2019 版）》，且有随机对照试验的证据支持，发表论文 3 篇以上，总样本量 600 人以上；③由专家指导组提出并达成专家共识，对流感患者临床症状缓解具有特效的中成药，其数量不超过全部推荐意见的 15%，经证据检索及筛选，并达成专家共识。最终形成 7 条推荐意见。

将混合方法研究用于《中医药治疗流感临床实践指南》的制订，尤其对干预措施的确定，是一种新的尝试。混合方法可以弥补单纯依赖定量研究或定性研究结果的不足，有可能成为未来指南制订的主要方法之一。但混合方法研究也存在一定的局限性，如难以平衡两种研究结果对最终结果影响的权重等。如何能够更好地、更规范地在中医药临床实践指南制订过程中使用混合方法研究，仍需进一步研究。

2. 临床调研对指南制订的影响

（1）临床调研研究的重要性

临床调研研究是本指南制订中的关键步骤之一。项目组在制订指南过程中，考虑到指南最主要目的是为临床一线医生提供参考和指导，开展了全国范围内的临床调研研究，以充分了解一线临床医生的实际诊疗情况和诉求，为指南的制订提供方向性指导，使指南更具有临床价值。

本指南临床调研研究在首都医科大学附属北京中医医院、首都医科大学附属北京朝阳医院、成都中医药大学附属医院、德阳市人民医院及江苏省中医院共5家单位开展。选择各医院发热门诊、急诊、呼吸科和重症医学科的有流感诊疗经历的中医、中西医结合及西医临床医生共17人进行调研。

（2）对推荐中医药干预措施种类的影响

在临床调研中发现，轻重程度不同的流感患者对中医药剂型的偏好不同，且会对临床医生的用药产生影响。轻症患者多关注药物使用的便捷性，偏好使用胶囊、颗粒、口服液等剂型药物；住院患者（多为重症及危重症患者）则关注疗效，患者普遍认为注射液制剂起效快，偏好使用中药注射液，较轻症患者也更易接受汤剂治疗。

循证医学三要素中，治疗需基于现有的最佳证据、医生的经验及患者的意愿。对于流感等高发病率疾病，可能因患者对该病的知晓率高，或有过患病经历，患者会和临床医生主动提出希望服用药物，以致患者意愿对干预措施影响较大。在制订指南过程中，同样应重视患者意愿对指南的影响，考虑临床的可操作性。例如对流感轻症患者，在多种干预措施的选择上，可适当减少针灸等不易操作的干预措施，增加胶囊、颗粒、口服液等患者易接受的干预措施。

（3）注重古今医案、医家经验

近年来，国内发布指南多为在循证医学方法学指导下制订的，且通过 GRADE 等对推荐意见进行证据等级分级、形成推荐强度。但中医临床医生主要从医案、医家经验学习临床思维并用于临床实践。中医药的传承发展，大多基于医家用药经验、心得，从古至今的个案经验十分丰富。但医案在目前的证据体系内常被认为是最低等级证据，甚至不在证据等级分级标准内。因此，如何将古籍文献与循证医学方法学结合，用于指南的制订工作，成为项目组要解决的问题。

考虑到流感为急性传染性疾病，属伤寒及温病范畴。项目组通过两种方式将古籍用于指南的制订工作。一是指南的制订以疾病危重程度为纲，以分经辨治为目。先将流感分为轻症、重症及危重症，其中轻症又包括伤寒太阳病、手太阴温病、湿热病；重症包括伤寒三阳合病、阳明温病、手厥阴温病及伤寒少阴病；危重症则属于伤寒、温病的厥阴病，或伤寒、温病的坏证。二是指南中推荐的中医方剂，以伤寒及温病学中的经典方为主。

（4）明确中医药优势

在流感的治疗中，中医及西医均存在各自的优势，同时也存在各自的局限性。在国内权威流感诊疗指南中，同时推荐有西医及中医的干预措施，但何时使用中医或西医的干预措施，以及各自的优势并未阐明，这给临床医生治疗流感时用药的选择造成一定困难。

在中医药指南中，为了方便临床医生使用，应写清中医药的具体优势。项目组在前期文件预检索工作中，发现大多临床试验以有效率作为主要结局指标，但各研究中“有效”的评价标准并不一致，且“有效率”

难以说明中医疗效的具体体现。因此，项目组在循证检索时，根据既往高质量中医药治疗流感随机对照试验的结果，认为中医的优势在于缓解发热及全身症状，故将“退热时间”及“症状缓解时间”作为主要结局指标，将“有效率”作为次要结局指标进行检索。中医与西医应该优势互补，才能发挥更好的疗效，使患者受益。

（5）突出临床实用性

临床实践指南，在内容上应与教科书有所区别。本次调研中，部分临床医生认为，教科书的作用在于基础知识学习，能够帮助初学者初步建立中医辨证论治思维体系并提供基础技术指导，对临床实践有一定指导作用，但对于复杂的病情，教科书难以为临床医生提供高效、全面的诊疗指导。

而临床实践指南，应重视临床实用性，尽量贴合临床实际情况制订。在指南的诊断部分，应体现临床常见的症状、易混淆疾病的鉴别诊断等；在辨证分型上，根据中医疾病传变规律，对不同时期流感患者的核心病理机制演变进行梳理，根据中医辨证要点对患者辨证；在干预措施上，应基于循证医学证据、多学科多位专家经验，形成临床疗效高、安全性好的推荐意见。

（6）重视证据，但不局限于证据

循证指南的制订应基于循证医学证据。临床医生亦对有循证医学证据支持的干预措施更加认可，并能增强其临床应用的信心。然而，目前针对流感开展的高质量中医药临床研究仍然不足，其涉及的干预措施数量较少，难以满足临床实际需要。并且，若完全依赖于有循证医学证据的干预措施制订指南，将难以形成完整的中医治疗流感的思维体系，不利于指南的完整性。

因此，本指南的制订采用混合研究方法，中医汤剂部分的推荐意见采用定性研究的方式，通过专家共识确定拟纳入的干预措施；中成药的部分采用定量研究的方式，将有高质量循证医学证据支持的中成药作为拟纳入的干预措施。随后，项目组对拟纳入的干预措施逐一进行证据的检索、评价及综合，以及通过名义小组法形成专家共识，最终确定本部指南的推荐意见。

（7）对疾病整体诊疗路线的描述

为更好地指导临床医生，指南会对诊断及干预措施进行详细描述。但在调研中发现，过多的文字描述使临床医生不易翻阅指南，或不易查找到某一干预措施，降低了指南的可读性。项目组在指南中增加辨证施治路线图，对流感不同阶段、不同证型的诊断要点、中医病名及对应的干预措施进行概括，方便临床医生阅读，增加指南的可读性。

临床实践指南是临床医生在诊疗过程中的重要参考，其所回答的问题应该是临床医生所关注的问题。因此项目组为制订《中医药治疗流感临床实践指南》，对临床一线医生开展调研研究，充分了解全国各地域的中医及西医在诊疗过程中的实际问题，并与前期文献预检索、专家访谈研究成果相结合，确定指南问题，优化指南格式体例，为指南的制订提供指导。

第 八 章

《中医药治疗流感临床实践指南》（2021）

前　言

本指南按照GB/T1.1—2009《标准化工作导则第1部分：标准的结构和编写》及《中华中医药学会中医临床指南报告规范》给出的规则起草。

本指南由首都医科大学附属北京中医医院提出。

本指南由中华中医药学会归口。

本指南起草单位：首都医科大学附属北京中医医院/北京市中医研究所、北京中医药大学、河北医科大学、广州医科大学附属第一医院、中日友好医院、北京中医药大学东方医院、北京中医药大学东直门医院、辽宁中医药大学附属医院、山东中医药大学附属医院、新疆维吾尔自治区中医医院、天津中医药大学第一附属医院、广东省中医院、首都医科大学附属北京地坛医院、武汉市中医医院、中国中医科学院广安门医院、江苏省中医院、北京协和医院、云南省中医医院、成都中医药大学附属医院、首都医科大学、中国中医科学院。

本指南专家指导组成员：

组　长：刘清泉教授（首都医科大学附属北京中医医院）；

副组长：刘建平教授（北京中医药大学）；

成　员：吴以岭院士（河北省中西医结合医药研究所）、

钟南山院士（广州医科大学附属第一医院）。

本指南专家组成员（按拼音首字母排序）：

临床专家：曹彬主任医师（中日友好医院）、

方晓磊主任医师（北京中医药大学东方医院）、
郭玉红主任医师（首都医科大学附属北京中医医院）、
姜良铎主任医师（北京中医药大学东直门医院）、
姜树民主任医师（辽宁中医药大学附属医院）、
孔立主任医师（山东中医药大学附属医院）、
李风森主任医师（新疆维吾尔自治区中医医院）、
李桂伟主任医师（天津中医药大学第一附属医院）、
李俊主任医师（广东省中医院）、
李兴旺主任医师（首都医科大学附属北京地坛医院）、
李旭成主任医师（武汉市中医医院）、
齐文升主任医师（中国中医科学院广安门医院）、
沈宝藩主任医师（新疆维吾尔自治区中医医院）、
王宪波主任医师（首都医科大学附属北京地坛医院）、
王玉光主任医师（首都医科大学附属北京中医医院）、
奚肇庆主任医师（江苏省中医院）、
许文兵主任医师（北京协和医院）、
叶勇主任医师（云南省中医院）、
张晓云主任医师（成都中医药大学附属医院）、
张忠德主任医师（广东省中医院）；

方法学专家：陈薇教授（北京中医药大学）、
李博副主任医师（首都医科大学附属北京中医医院）、
苏芮助理研究员（首都医科大学附属北京中医医院）；

卫生经济学专家：孟开教授（首都医科大学）；

药学专家：曹峻岭主任药师（北京中医药大学东直门医院）、

吴剑坤主任药师（首都医科大学附属北京中医医院）、

赵海誉研究员（中国中医科学院中药研究所）；

护理学专家：郝丽主任护师（首都医科大学附属北京中医医院）、

郝玉芳教授（北京中医药大学）；

文献情报学专家：李敬华副研究员（中国中医科学院中药研究所）、

于琦副研究员（中国中医科学院中医药信息研究所）。

秘书组：赵国桢、陈腾飞、卢幼然（首都医科大学附属北京中医医院）。

执笔人：刘清泉、陈腾飞、赵国桢（首都医科大学附属北京中医医院），刘建平教授（北京中医药大学）。

系统评价小组：闫雨蒙、王雅凡、张米镎、杜元、杨宇飞、胡晶、冯硕、张会娜、黄坡、瞿沉尘、韦重阳、陈奕杉、李珍萱、张淑文、秦思、赵春霞、叶浩然、王宇琛、卢海天（首都医科大学附属北京中医医院），李天力、吴洋（北京中医药大学东直门医院），高林（成都中医药大学附属医院）。

引 言

流感是由流感病毒引起的一种急性呼吸道传染病，发病具有季节性，在温带地区其高峰常在冬春季，而热带、亚热带地区既有季节性周期流行，也可全年流行，严重危害着人群健康。由于流感病毒变异率高，人群普遍易感，流感成为第一个实行全球监测的传染病。根据世界卫生组织统计，全球每年有5%～10%的成年人和20%～30%的儿童罹患季节性流感，重症患者有300万～500万人，死于呼吸系统并发症者有29万～65万人。孕产妇、婴幼儿、老年人及慢性基础疾病患者等属于高危人群，患流感后易出现重症和危重症病例，死亡风险较高。

目前我国上市的抗流感病毒药物有神经氨酸酶抑制剂、血凝素抑制剂和M2离子通道阻滞剂。临床常使用的包括奥司他韦（oseltamivir）、扎纳米韦（zanamivir）、帕拉米韦（peramivir），皆是小分子药物，靶蛋白均为神经氨酸酶，通过干扰病毒的释放从而达到抗病毒作用；阿比多尔（arbidol）为血凝素抑制剂。抗病毒治疗存在一定的局限性，如奥司他韦应在症状出现后48小时内服用，才可获得疗效；抗病毒药物的效力取决于症状的严重程度和流感毒株；广泛使用抗病毒药物使流感病毒产生耐药性的风险增加。因此迫切需要挖掘其他有效的治疗措施。

中医药在防治传染病方面积累了丰富的理论和经验。随着研究不断深入，更多的中药抗流感病毒活性成分被发现，如黄酮类、多酚类、多糖类、生物碱类、挥发油类、木脂素类等。这些成分主要通过抑制流感病毒的生物合成、抑制病毒的黏附、抑制炎症因子的表达、促进抗炎因子的表达、调节机体的免疫功能、减少病毒载量从而起到抗病毒感染的作用。

中医药治疗流感临床实践指南

1. 研究过程与方法

本指南由中华中医药学会标准化办公室作为团体标准立项，首都医科大学附属北京中医医院/北京市中医研究所牵头，北京中医药大学循证医学中心提供方法学指导。本指南的制订参考2014年世界卫生组织发布的指南制订手册。

1.1 注册和计划书

本指南和计划书在国际实践指南注册平台（http://www.guidelines-registry.org/）注册，注册编号：IPGRP-2019CN044。

1.2 工作组的构建

指南制订工作组由以下4个小组构成，主要工作内容如下。

1）指导委员会：①起草指南范围并按照观察对象“P”、干预措施“I”、对照措施“C”、结局指标“O”（PICO）格式形成关键临床问题。②确定系统评价团队和指南方法学专家。③确定指南制订小组和外部评审小组成员。④确定指南计划书。⑤监督证据检索、评价和综合。⑥管理并评定利益冲突。⑦组织指南制订小组会议。⑧与执笔人合作起草指南，监督同行评审并适当修正指南草案。⑨监督指南的出版和传播，监控并评估指南的更新需求。

2）专家组：①为确定指南范围提供意见。②协助指南指导委员会制订PICO格式的关键问题。③对结局指标的重要性进行排序。④使用

GRADE 工具形成证据级别和推荐强度。⑤撰写指南草案。⑥发布和推广指南。

3)秘书组:①协助指南指导委员会开展各项指南制订工作。②详细记录指南制订过程。③负责指南工作组成员间的沟通与联络工作。

4)系统评价小组:①对每一条推荐意见的形成基于证据检索与综合。②制订 GRADE 证据概要表。

1.3 临床问题的构建

通过文献预检索、专家访谈、临床调研,经指导委员会讨论形成本指南的临床问题。

1.4 方药及中成药的遴选

本指南拟纳入的方药以中医临床诊疗经验为主。考虑到流感为急性外感性疾病,遴选《伤寒论》《金匮要略》《伤寒六书》《备急千金要方》《温病条辨》《医效秘传》《辨证录》和《古今名医方论》中的经方,进行证据检索及综合,以名义小组法达成专家共识,最终形成16条推荐意见。

本指南拟纳入的中成药以高质量循证医学证据为主。纳入需符合以下标准之一。

1)有随机对照试验的证据支持,相关研究发表在被科学引文索引(SCI)收录且影响因子＞5分的期刊。

2)入选《中药大品种科技竞争力研究报告(2019版)》,且相关研究有随机对照试验的证据支持,并发表≥3篇论文,总样本量≥600例。

3)由专家组提出并达成专家共识,对流感患者临床症状缓解具有特效的中成药,其数量不超过全部推荐意见的15%。经证据检索及筛选,并达成专家共识,最终形成7条推荐意见。

1.5 证据的检索

通过计算机检索 MEDLINE、Embase、The Cochrane Library、中国知网、中国生物医学文献数据库、万方数据知识服务平台、维普数据库，检索日期为各数据库建库至 2020 年 9 月 1 日。检索策略由中国中医科学院中医药信息研究所提供。将检索到的文献导入 NoteExpress3.0 软件进行文献管理。

1.6 证据的筛选、评价及综合

1.6.1 纳入标准

研究类型：系统评价及随机对照试验；研究对象：成人流感患者；干预措施：试验组采用中医药治疗，包括中药、中药联合西医治疗；结局指标：退热时间，若无退热时间则选择有效率。

1.6.2 排除标准

无法下载全文的文献；同一研究多次发表，排除信息较少的文献；无法提取相关数据的文献。

1.6.3 筛选过程

由两名研究人员独立进行，意见不一致时研究团队进行讨论或请教第三方达成一致。

1.6.4 质量评价

使用系统评价偏倚风险评价工具 AMSTAR 量表对系统评价进行证据质量评价；使用 Cochrane 偏倚风险评价工具（ROB 量表）对随机对照试验进行证据质量评价。证据综合：若有高质量系统评价，直接使用其结果；否则对纳入的随机对照试验进行证据综合。

1.7 证据等级及推荐强度

采用 GRADE 方法对证据体进行汇总和质量评价，将证据体分为高、中、低、极低 4 个等级。基于专家意见，采用名义小组法达成共识，形成推荐强度。GRADE 证据等级：高（A）：我们非常确信真实的效应值接近效应估计值；中（B）：对效应估计值我们有中等程度的信心，真实值有可能接近估计值，但仍存在二者大不相同的可能性；低（C）：我们对效应估计值的确信程度有限，真实值可能与估计值大不相同；极低（D）：我们对效应估计值几乎没有信心，真实值很可能与估计值大不相同。

GRADE 推荐强度：

1）强推荐：明确显示干预措施利大于弊或弊大于利。

2）弱推荐：利弊不确定或无论质量高低的证据均显示利弊相当。影响证据质量和推荐强度的因素见表 8、表 9。

表 8　影响证据质量的降级因素

因素	具体说明
偏倚风险	未正确随机分组；未进行分配方案的隐藏；未实施盲法（特别是当结局指标为主观性指标，其评估易受主观影响时）；研究对象失访过多，未进行意向性分析；选择性报告结果（尤其是仅报告观察到的阳性结果）；发现有疗效后研究提前终止
不一致性	如不同研究间存在大相径庭的结果，又没有合理地解释原因，可能意味着其疗效在不同情况下确实存在差异，而差异可能源于人群（如药物在重症患者中的疗效可能更显著）、干预措施（如较高药物剂量的效果更显著），或结局指标（如随时间推移疗效减小）的不同。当结果存在不一致性而研究者未能意识到并给出合理解释时，需降低证据质量

续表

因素	具体说明
间接性	间接性可分两类：一是比较两种干预措施的疗效时，没有直接比较二者的随机对照试验，但可能存在每种干预与安慰剂比较的多个随机对照试验，这些试验可用于进行二者之间疗效的间接比较，但提供的证据质量比直接的随机对照试验的证据质量要低；二是研究中所报告的人群、干预措施、对照措施、预期结局等与实际应用时存在重要差异
不精确性	当研究纳入的患者和观察事件相对较少而导致可信区间较宽时，需降低其证据质量
发表偏倚	如果很多研究（通常是小的、阴性结果的研究）未能公开，未纳入这些研究时，证据质量亦会减弱。极端的情况是当公开的证据仅局限于少数试验，而这些试验全部是企业赞助的，此时发表偏倚存在的可能性很大

注：以上因素中任意一个因素，可根据其存在问题的严重程度，将证据质量降1级（严重）或2级（非常严重），且证据质量最多可被降级为极低，但不应重复降级。

表9　决定推荐强度的因素

因素	具体说明
证据质量	证据质量越高，越适合给予强推荐，反之亦然
利弊平衡	利弊间的差异越大，越适合给予强推荐，反之亦然
偏好与价值观	患者之间的偏好与价值观越趋同，越适合给予强推荐，反之亦然
成本	干预措施的花费越低，消耗的资源越少，越适合给予强推荐，反之亦然

1.8 指南的评议

指南草案经指南项目组讨论修改后形成指南征求意见稿，并组织专家审核会，在中医临床、中西医结合临床、西医临床、循证医学、卫生经济学、药学、护理学等多学科人员中进行广泛的意见征集。在指南方案确定发表之前进行同行专家评审，并根据反馈意见修改征求意见稿，在此基础上形成指南报批稿，送审批，于2021年3月公告。

1.9 指南的更新

本指南根据目前国际指南更新报告规范进行更新。更新周期为3～8年，决定是否启动指南更新程序的因素包括指南发布后是否有新的相应证据出现、证据变化对指南推荐意见的影响，以及指南推荐意见的强度是否发生变化。

2. 指南的范围

本指南推荐意见影响的人群为确诊为流感的患者（年龄≥14周岁），不包含孕产妇。

本指南适用于各等级医院发热门诊、急诊、呼吸科和重症医学科的中医、中西医结合执业医师，西医执业医师、护理人员和药师也可参考。

3. 术语及定义

下列术语和定义适用于本指南。

3.1 六淫

六淫，风、寒、暑、湿、燥、火六种气候的太过与不及。当自然界气候异常变化，或人体抗病能力下降时，风、寒、暑、湿、燥、火则成为六淫邪气而侵袭人体，导致外感病的发生。

3.2 直中

直中，病邪不经三阳经传变而直接侵犯三阴经，即发病没有三阳经的证候，而出现三阴经的证候。

3.3 合病

合病，指两经或两部位以上同时受邪所出现的病证。此发病类型多见于感邪较盛，正气相对不足，故邪气可同时侵犯两经或多个部位而发病。

3.4 变证

由失治误治导致病情加重叫变证，如因于误汗（失汗、过汗）、误吐、误下诸由，或因于瘥后食复、劳复等因，使病情加重。

3.5 邪闭心包

指温邪内陷，阻闭包络，热扰神明，出现以神志异常为主的病证。邪闭心包的途径，一是肺病逆传，心包受邪；二是由表入里，渐次传于心包；三是邪热直中，径入心包。

3.6 手太阴温病

手太阴温病为温邪袭表犯肺，以致手太阴肺经功能失调所形成的一类病证，是构成上焦温病的主要内容之一，可见咳嗽、头痛、发热、汗出、咽痛及周身肌肉骨骼酸痛、食欲不振、疲倦乏力等症状。

3.7 手厥阴温病

暑、热或湿热之邪内陷，蒙闭心包，形成以高热神昏为主症的一类病证。手厥阴温病是上焦温病的重要组成部分。

3.8 阴气欲脱

指人体阴气严重耗损而欲脱，以汗出如油、身热烦渴、面赤唇焦、脉数疾等为主要表现的危重症。

3.9 阳气欲脱

指人体阳气极度衰微而欲脱，以冷汗、肢厥、面白、脉微等为主要表现的危重症。

4. 中医辨证施治路线

本指南以患者病情轻重程度为纲，以中医疾病诊断为目，将流感分为轻症、重症、危重症及恢复期四个阶段，再根据患者具体临床表现辨证论治。完整的施治路线见图5。

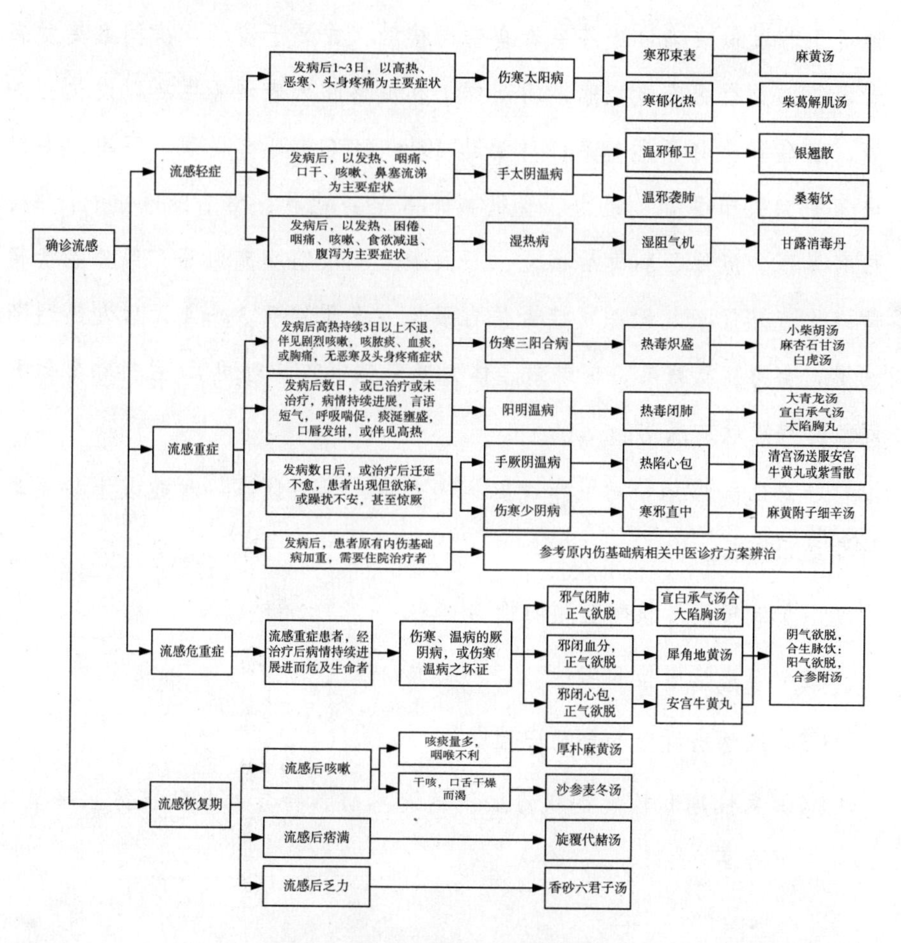

图5 流感中医辨证施治路线

5. 诊断

5.1 西医诊断标准

根据《流行性感冒诊疗方案》(2020版)的最新定义制订。主要结合流行病学史、临床表现和病原学检查进行诊断。在流感流行季节，即使临床表现不典型，特别是有重症流感高危因素或住院患者，仍需考虑流感可能，应行病原学检测。在流感散发季节，对疑似病毒性肺炎的住院患者，除检测常见呼吸道病原体外，还需行流感病毒检测。

临床诊断病例：有流行病学史（发病前7天内在无有效个人防护的情况下与疑似或确诊流感患者有密切接触，或属于流感样病例聚集发病者之一，或有明确传染他人的证据）和流感临床表现（主要以发热、头痛、肌痛和全身不适起病，体温达39～40℃，可有畏寒、寒战，多伴全身肌肉关节酸痛、乏力、食欲减退等全身症状，常有咽喉痛、干咳，可有鼻塞、流涕、胸骨后不适、颜面潮红、眼结膜充血等。部分症状轻微或无流感症状。无并发症者呈自限性，多于发病3～4天后发热逐渐消退，全身症状好转，但咳嗽、体力恢复常需较长时间），且排除其他引起流感样症状的疾病。

确定诊断病例：有上述流感临床表现，具有以下一种或以上病原学检测结果阳性。

（1）流感病毒核酸检测阳性。

（2）流感抗原检测阳性。

（3）流感病毒培养分离阳性。

（4）急性期和恢复期双份血清的流感病毒特异性IgG抗体水平呈4倍或以上升高。

5.2 西医鉴别诊断

5.2.1 普通感冒

流感的全身症状比普通感冒重；追踪流行病学史有助于鉴别；普通感冒的流感病原学检测阴性，或可找到相应的病原学证据。

5.2.2 其他上呼吸道感染

其他上呼吸道感染包括急性咽炎、扁桃体炎、鼻炎和鼻窦炎。感染与症状主要限于相应部位。流感病原学检查阴性。

5.2.3 其他下呼吸道感染

流感有咳嗽症状或合并气管－支气管炎时需与急性气管－支气管炎相鉴别；合并肺炎时需要与其他病原体（其他病毒、支原体、衣原体、细菌、真菌、结核分枝杆菌等）导致的肺炎相鉴别。根据临床特征可作出初步判断，病原学检查可资确诊。

5.2.4 新型冠状病毒感染

新冠感染轻型、普通型可表现为发热、干咳、咽痛等症状，与流感不易区别；重型、危重型表现为重症肺炎、急性呼吸窘迫综合征（acute respiratory syndrome，ARDS）和多器官功能障碍，与重症、危重症流感临床表现相似，应当结合流行病学史和病原学鉴别。

5.2.5 其他传染性呼吸系统疾病

其他未知、新发且具有传染性的呼吸系统疾病也需与本病相鉴别。

5.3 重症及危重症病例判断标准

出现以下情况之一者为重症病例：①持续高热（腋下温度≥ 39.1℃）＞3天，伴有剧烈咳嗽，咳脓痰、血痰，或胸痛；②呼吸频率快，呼吸困难，口唇发绀；③反应迟钝、嗜睡、躁动等神志改变或惊厥；④严重呕吐、腹泻，出现脱水表现；⑤合并肺炎；⑥原有基础疾病明显加重；⑦需住院治疗的其他临床情况。

出现以下情况之一者为危重病例：①呼吸衰竭；②急性坏死性脑病；③休克；④多器官功能不全；⑤其他需进行监护治疗的严重临床情况。

6. 治疗

6.1 诊治思路

流感的中医治疗以疾病“危重程度”为纲，以“分经辨治”为目。

本指南的推荐方剂，药物组成、剂量等保留了医籍原始面貌（除部分现代已不用的药物），以展现方剂原本的配伍特点。对于推荐使用的合方，鉴于年代度量衡差异和剂型差异，仅保留了各方原始资料，未以合方形式展现，临床可根据度量衡折算标准，根据患者病情选择用量和剂型。

出自《伤寒论》《金匮要略》《备急千金要方》的方剂，药物计量单位折算参考汉唐时期计量单位与现代标准计量单位换算方法，见表10。出自《伤寒六书》《温病条辨》《辨证录》《医效秘传》《古今名医方论》的方剂，药物计量单位折算参考明清时期计量单位与现代标准计量单位换算方法，见表11。

表10　汉唐时期计量单位与现代标准计量单位换算方法

汉唐时期			现代
重量	1斤		250 g
	1两		15.625g
	1铢		0.651g
容量	1斛		20000mL
	1斗		2000mL
	1升		200mL
	1合		20mL
	1方寸匕	金石药末	约2g
		草木药末	约1g

表 11 明清时期计量单位与现代标准计量单位换算方法

	明清时期	现代
重量	1 斤	576g
	1 两	36g
	1 钱	3.6g
	1 分	0.36g
容量	1 升	1000mL

6.2 流感轻症

6.2.1 伤寒太阳病

发病后 1 ～ 3 日，以高热、恶寒、头身疼痛为主要症状，此属“伤寒太阳病”，核心病机为寒邪束表，基本治法为辛温发汗，寒郁化热者可兼清里热。

1）寒邪束表

临床表现：恶寒，发热，无汗，头身疼痛，或伴见咳嗽、流涕，无咽痛口渴，舌质淡红，舌苔薄白，脉浮紧。

治法：发汗解表。

推荐方剂：麻黄汤（证据级别：D；推荐强度：强推荐）。

处方出处：张仲景《伤寒论》。

药物组成：麻黄（三两，去节），桂枝（二两，去皮），甘草（一两，炙），杏仁（七十个，去皮尖）。

煎服法：以水 1800mL，先煮麻黄至 1400mL，去上沫，加入其他 3 味药物，煮至 500mL，去药滓，温服 160mL，温覆微微发汗，2 小时后如无汗出，继续温服 160mL，温覆取汗，汗出后停药。

2）寒郁化热

临床表现：流感初起，发热，恶寒，无汗，肌肉酸痛，头目疼痛，咽干痛，咳嗽，舌质红，舌苔薄白或薄黄，脉浮微洪。

治法：解肌清热。

推荐方剂：柴葛解肌汤（证据级别：C；推荐强度：强推荐）。

处方出处：陶华《伤寒六书》。

药物组成：柴胡，干葛，甘草，黄芩，芍药，羌活，白芷，桔梗。

煎服法：水二钟，姜三片，枣二枚，槌法，加石膏末一钱，煎之热服。

6.2.2 手太阴温病

发病后以发热、咽痛、口干、咳嗽、鼻塞流涕为主要症状，此属“手太阴温病”，核心病机为温邪郁于肺卫，基本治法为辛凉达表。

1）温邪郁卫

临床表现：发热，咽痛、口干、咳嗽，伴见肌肉酸痛，微恶风寒，无汗或汗出不畅，苔薄白，舌边尖红，脉浮数。

治法：辛凉解表。

推荐方剂：银翘散（证据级别：D；推荐强度：强推荐）。

处方出处：吴鞠通《温病条辨》。

药物组成：连翘（一两），银花（一两），苦桔梗（六钱），薄荷（六钱），竹叶（四钱），生甘草（五钱），芥穗（四钱），淡豆豉（五钱），牛蒡子（六钱）。

煎服法：上药捣为散，每服六钱，用芦根（首选鲜芦根）汤煎药至香气大出，即可服用，勿煎煮时间过长。症状严重者，4 小时服用一次；症状轻者 6 小时服用一次。

2）温邪袭肺

临床表现：咳嗽，咽干微痛，口干，轻微发热，无恶寒身痛症状，舌淡红，苔薄白，脉浮。

治法：宣肺透邪。

推荐方剂：桑菊饮（证据级别：C；推荐强度：强推荐）。

处方出处：吴鞠通《温病条辨》。

药物组成：杏仁（二钱），连翘（一钱五分），薄荷（八分），桑叶（二钱五分），菊花（一钱），苦梗（二钱），甘草（八分），苇根（二钱）。

煎服法：以水 800mL，煮取 400mL，日二服。

6.2.3 湿热病

部分患者发病后以发热、困倦、咽痛、咳嗽、食欲减退、腹泻为主要症状，此属“湿热”病，核心病机为湿阻气机，基本治疗为芳香化湿、宣达气机。

临床表现：发热，困倦，咽痛，咳嗽，食欲减退，腹泻或大便黏滞不畅，舌淡红，苔腻，脉濡。

治法：芳香化湿，宣达气机。

推荐方剂：甘露消毒丹（证据级别：D；推荐强度：弱推荐）。

处方出处：叶天士《医效秘传》。

药物组成：飞滑石（十五两），淡芩（十两），茵陈（十一两），藿香（四两），连翘（四两），石菖蒲（六两），白豆蔻（四两），薄荷（四两），木通（五两），射干（四两），川贝母（五两）。

煎服法：上药以神曲糊为丸服用。

6.3 流感重症

6.3.1 伤寒三阳合病

发病后高热持续3日以上不退，伴见剧烈咳嗽，咳脓痰、血痰，或胸痛，无恶寒及头身疼痛症状，此属“伤寒三阳合病”，核心病机为热毒炽盛，基本治法为清热解毒、宣泄肺热。

临床表现：高热不退，剧烈咳嗽，咳脓痰或血痰，胸痛，口渴，小便黄赤，无恶寒及头身疼痛症状，舌红苔黄，脉数有力。

治法：清热解毒。

推荐方剂：小柴胡汤、麻杏石甘汤合白虎汤（专家共识推荐；推荐强度：强推荐）。

小柴胡汤：

处方出处：张仲景《伤寒论》。

药物组成：柴胡（半斤），黄芩（三两），人参（三两），半夏（半升，洗），甘草（炙），生姜（各三两，切），大枣（十二枚，擘）。

煎服法：以水2400mL，煮取1200mL，去滓，再煎取600mL，温服200mL，日三服。

麻杏石甘汤：

处方出处：张仲景《伤寒论》。

药物组成：麻黄（四两，去节），杏仁（五十个，去皮尖），炙甘草（二两），石膏（半斤，碎）。

白虎汤：

处方出处：张仲景《伤寒论》。

药物组成：知母（六两），石膏（一斤，碎），甘草（二两，炙），粳米（六合）。

6.3.2 阳明温病

发病后数日，或已治疗或未治疗，病情持续进展，言语短气，呼吸喘促，痰涎壅盛，口唇发绀，或伴见高热，此属“阳明温病”，核心病机为热毒闭肺，基本治法为泻肺解毒。患者在中药治疗的同时，需及早给予适当的呼吸支持治疗。

临床表现：言语短气，呼吸喘促，痰涎壅盛，口唇发绀，伴或不伴高热，小便黄赤，大便闭结，舌红苔焦黄或黑，脉数疾。

治法：泻肺解毒。

推荐方剂：大青龙汤（证据级别：C）、宣白承气汤合大陷胸丸（专家共识推荐；推荐强度：强推荐）。

大青龙汤：

处方出处：张仲景《伤寒论》。

药物组成：麻黄（六两，去节），桂枝（二两，去皮），甘草（二两，炙），杏仁（四十枚，去皮尖），生姜（三两，切），大枣（十枚，擘），石膏（如鸡子大，碎）。

煎服法：上药以水1800mL，先煮麻黄至1400mL，去上沫，加入其余药物，煮取600mL，去药滓，温服200mL，取微似汗，日三服。

宣白承气汤：

处方出处：吴鞠通《温病条辨》。

药物组成：生石膏（五钱），生大黄（三钱），杏仁粉（二钱），栝蒌皮（一钱五分）。

大陷胸丸：

处方出处：张仲景《伤寒论》。

药物组成：大黄（半斤），葶苈子（半升，熬），芒硝（半升），杏仁（半升，去皮尖，熬黑）。

煎服法：捣为丸，别取甘遂末、白蜜煎服。

6.3.3 手厥阴温病/伤寒少阴病

发病数日后，或经治疗后迁延不愈，患者出现但欲寐，或躁扰不安，甚至惊厥，继发于反复高热之后者，属于“手厥阴温病”。核心病机为热陷心包，基本治法为清心解毒；少数患者自发病始终未见高热，发病数日即出现但欲寐，属“伤寒少阴病”，核心病机为阳气虚衰、寒邪直中，基本治法为温阳散寒。

1）热陷心包

临床表现：发热，但欲寐，或躁扰不安，甚至惊厥，伴见咳嗽、喘促，尿少而赤，舌红而干，少苔，脉细数。

治法：清心解毒。

推荐方剂：清宫汤送服安宫牛黄丸或紫雪散（专家共识推荐；推荐强度：强推荐）。

处方出处：吴鞠通《温病条辨》。

清宫汤药物组成：元参心（三钱），莲子心（五分），竹叶卷心（二钱），连翘心（二钱），牛角尖，（磨冲，二钱），连心麦冬（三钱）。

煎服法：上药水煎温服，日二次，每次送服中成药安宫牛黄丸或紫雪散。

2）寒邪直中

临床表现：轻微发热，恶寒，身痛，无汗，但欲寐，或躁扰不安，舌淡，苔薄白，脉沉弱。

治法：温阳散寒。

推荐方剂：麻黄附子细辛汤（专家共识推荐；推荐强度：弱推荐）。

处方出处：张仲景《伤寒论》。

药物组成：麻黄(二两，去节)，细辛(二两)，附子(一枚，炮，去皮，破八片)。

煎服法：上三味，以水2000mL，先煮麻黄至1600mL，去上沫，内诸药，煮取600mL，去药滓，温服200mL，日三服。

6.3.4 原有内伤基础病加重

发病后，患者原有内伤基础病如肺胀、肺络痈、心衰病、慢肾衰病加重等，需要住院治疗者，可参考原内伤基础病相关中医诊疗方案辨治。

6.4 流感危重症

流感重症患者，经治疗后病情持续进展进而危及生命者为危重症患者，属于伤寒、温病的厥阴病，或伤寒、温病之坏证。核心病机为邪气内闭，正气外脱，基本治法为开闭固脱。因邪气所闭部位不同，所伤正气性质有别，用药有所差异。危重症患者即使经过积极中西医结合治疗，仍然预后差，死亡率高。

6.4.1 邪气闭肺，正气欲脱

临床表现：喘息抬肩，痰涎壅盛，汗出，脉数无根。常见于流感导致的呼吸衰竭，患者多接受气管插管、呼吸机辅助通气或静脉－静脉体外膜肺氧合(veno-venous extracorporeal membrane oxygenation，VV-ECMO)支持，以及镇静镇痛治疗。

治法：泻肺开闭，扶正固脱。

推荐方剂：宣白承气汤合大陷胸汤。手足温热，胸腹灼热者，阴气欲脱为主，合生脉饮；四肢厥冷，腹软无灼热者，阳气欲脱为主，合参附汤(专家共识推荐；推荐强度：弱推荐)。

宣白承气汤：

处方出处：吴鞠通《温病条辨》。

药物组成：生石膏（五钱），生大黄（三钱），杏仁粉（二钱），栝蒌皮（一钱五分）。

煎服法：水五杯，煮取二杯，先服一杯，不知再服。

大陷胸汤：

处方出处：张仲景《伤寒论》。

药物组成：大黄（六两，去皮），芒硝（一升），甘遂（一钱匕）。

生脉饮（散）：

处方出处：吴鞠通《温病条辨》。

药物组成：人参（三钱），麦冬（不去心，二钱），五味子（一钱）。

煎服法：水三杯，煮取八分二杯，分二次服，渣再煎服，脉不敛，再作服，以脉敛为度。

参附汤：

处方出处：陈士铎《辨证录》。

药物组成：人参（二两），附子（二钱）。

煎服法：水煎服。

6.4.2 邪闭血分，正气欲脱

临床表现：手足厥冷，脉沉微不可及。凝血功能紊乱，需要持续输注升压药物维持血压。常见于流感继发的严重休克、多器官功能衰竭。

推荐方剂：犀角地黄汤。胸腹灼热者，阴气欲脱为主，合生脉饮；四肢厥冷，腹软无灼热者，阳气欲脱为主，合参附汤（专家共识推荐；推荐强度：强推荐）。

处方出处：林亿校勘本《备急千金要方》。

药物组成：牛角（一两），生地黄（八两），芍药（三两），牡丹皮（二两）。

煎服法：上四味，以水1800mL，煮取600mL，分三服。

6.4.3 邪闭心包，正气欲脱

临床表现：神昏，能耐受气管插管等有创治疗，无须持续输注镇静镇痛药物。脉沉。常见于流感继发的严重脑病。

推荐方剂：安宫牛黄丸。手足温热，胸腹灼热者，阴气欲脱为主，生脉饮送服；四肢厥冷，腹软无灼热者，阳气欲脱为主，参附汤送服（专家共识推荐；推荐强度：强推荐）。

处方出处：吴鞠通《温病条辨》。

药物组成：牛黄（一两），郁金（一两），牛角（一两），黄连（一两），朱砂（一两），梅片（二钱五分），麝香（二钱五分），真珠（五钱），山栀子（一两），雄黄（一两），金箔衣，黄芩（一两）。

煎服法：上为极细末，炼老蜜为丸，每丸一钱，金箔为衣，蜡护。脉虚者人参汤下，脉实者银花、薄荷汤下，每服一丸。大人病重体实者，日二服，甚至日三服；小儿服半丸，不知再服半丸。

6.5 流感恢复期

6.5.1 流感后咳嗽

1）辨证要点：咳痰量多，咽喉不利。

临床表现：咳嗽喘逆，胸满烦躁，咽喉不利，痰声辘辘，苔白滑，脉浮。

治法：宣肺化饮，利气降逆。

推荐方剂：厚朴麻黄汤（专家共识推荐；推荐强度：弱推荐）。

处方出处：张仲景《金匮要略》。

药物组成：厚朴（五两），麻黄（四两），石膏（如鸡子大），杏仁（半升），半夏（半升），干姜（二两），细辛（二两），小麦（一升），五味子（半升）。

煎服法：上九味，以水2400mL，先煮小麦熟，去滓，加入其他药物，煮取600mL，温服200mL，日三服。

2）辨证要点：干咳，口舌干燥而渴。

临床表现：干咳，或咳少量痰，口干而渴，舌红少苔，脉细数。

治法：清养肺胃，生津润燥。

推荐方剂：沙参麦冬汤（专家共识推荐；推荐强度：强推荐）。

处方出处：吴鞠通《温病条辨》。

药物组成：沙参（三钱），玉竹（二钱），生甘草（一钱），冬桑叶（一钱五分），麦冬（三钱），生扁豆（一钱五分），花粉（一钱五分）。

煎服法：水1500mL，煮取400mL，日服二次，久热久咳者，加地骨皮三钱。

6.5.2 流感后痞满

临床表现：纳差，脘腹满闷不舒，呃逆，伴或不伴低热，舌淡苔白滑，脉弦而虚。

治法：降逆化痰，益气和胃。

推荐方剂：旋覆代赭汤（专家共识推荐；推荐强度：弱推荐）。

出处：张仲景《伤寒论》。

组成：旋覆花（三两），人参（二两），生姜（五两），代赭（一两），甘草（三两，炙），半夏（半升，洗），大枣（十二枚，擘）。

煎服法：上七味，以水2000mL，煮取1200mL，去药滓，再煎取600mL。温服200mL，日三服。

6.5.3 流感后乏力

临床表现：纳差，脘腹满闷不舒，倦怠乏力，伴或不伴低热，舌淡红，脉虚弱。

治法：益气健脾，燥湿化痰。

推荐方剂：香砂六君子汤（专家共识推荐；推荐强度：弱推荐）。

处方出处：罗美《古今名医方论》。

药物组成：人参（一钱），白术（二钱），茯苓（二钱），甘草（七分），陈皮（八分），半夏（一钱），砂仁（八分），木香（八分）。

煎服法：上药加生姜二钱，水煎服。

6.6 中成药

6.6.1 金花清感颗粒（证据级别：B；推荐强度：强推荐）

主要成分：金银花、石膏、蜜麻黄、炒苦杏仁、黄芩、连翘、浙贝母、知母、牛蒡子、青蒿、薄荷、甘草。

说明书适应证：疏风宣肺，清热解毒。用于单纯型流行性感冒轻症，中医辨证属风热犯肺证者，症见发热，头痛，全身酸痛，咽痛，咳嗽，恶风或恶寒，鼻塞流涕，舌质红，舌苔薄黄，脉数。

用法用量：开水冲服。一次 1 袋，一日 3 次。疗程 3 天。

药物分类：处方药物，国家医保目录。

6.6.2 疏风解毒胶囊（证据级别：C；推荐强度：强推荐）

主要成分：虎杖、连翘、板蓝根、柴胡、败酱草、马鞭草、芦根、甘草。

说明书适应证：疏风清热，解毒利咽。用于急性上呼吸道感染属风热证者，症见发热，恶风，咽痛，头痛，鼻塞，流浊涕，咳嗽等。

用法用量：口服。一次4粒，一日3次。

药物分类：处方药物，国家医保目录，国家基本药物目录（2012）。

6.6.3 连花清瘟胶囊（证据级别：D；推荐强度：强推荐）

主要成分：连翘、金银花、炙麻黄、炒苦杏仁、石膏、板蓝根、绵马贯众、鱼腥草、广藿香、大黄、红景天、薄荷脑、甘草。辅料为玉米淀粉。

说明书适应证：清瘟解毒，宣肺泄热。用于治疗流行性感冒属热毒袭肺证者，症见发热或高热，恶寒，肌肉酸痛，鼻塞流涕，咳嗽，头痛，咽干咽痛，舌偏红，苔黄或黄腻等。

用法用量：口服。一次4粒，一日3次。

药物分类：OTC，国家医保目录，国家基本药物目录（2012）。

6.6.4 喜炎平注射液（证据级别：D；推荐强度：强推荐）

主要成分：穿心莲内酯总酯磺化物。

说明书适应证：清热解毒，止咳止痢。用于支气管炎、扁桃体炎、细菌性痢疾等。

用法用量：肌内注射：成人一次50～100mg，一日2～3次；静脉滴注：成人一日250～500mg，以5%葡萄糖注射液或0.9%氯化钠注射液稀释后静脉滴注。

药物分类：处方药物，国家医保目录。

6.6.5 痰热清注射液（证据级别：D；推荐强度：弱推荐）

主要成分：黄芩、熊胆粉、山羊角、金银花、连翘。辅料为丙二醇。

说明书适应证：清热，解毒，化痰。用于风温肺热病属痰热阻肺证者，症见发热，咳嗽，咳痰不爽，咽喉肿痛，口渴，舌红，苔黄；可治疗肺炎早期、急性支气管炎、慢性支气管炎急性发作，以及上呼吸道感染属上述证候者。

用法用量：成人一般一次 20mL，重症患者一次可用 40mL，加入 5% 葡萄糖注射液 250 ～ 500mL，静脉滴注，注意控制滴数在 60 滴 / 分内，一日 1 次。

药物分类：处方药物，国家医保目录。

6.6.6 热毒宁注射液（证据级别：D；推荐强度：弱推荐）

主要成分：青蒿、金银花、栀子。辅料为聚山梨酯 80。

说明书适应证：清热、疏风、解毒。用于外感风热所致的感冒、咳嗽，症见高热，微恶风寒，头痛身痛，咳嗽，痰黄；可治疗上呼吸道感染、急性支气管炎见上述证候者。

用法用量：静脉滴注。成人剂量：一次 20mL，以 5% 葡萄糖注射液或 0.9% 氯化钠注射液 250mL 稀释后使用，滴速为每分钟 30 ～ 60 滴，一日 1 次。上呼吸道感染患者疗程为 3 日，急性气管 – 支气管炎患者疗程为 5 日。

药物分类：处方药物，国家医保目录。

6.6.7 六神丸（专家共识推荐；推荐强度：弱推荐）

主要成分：牛黄、珍珠粉、蟾酥、雄黄、麝香、冰片，以百草霜为衣。

说明书适应证：清凉解毒，消炎止痛。用于烂喉丹痧，咽喉肿痛，喉风喉痈，单双乳蛾，小儿热疖，痈疡疔疮，乳痈发背，无名肿毒。

用法用量：口服，一日 3 次，温开水吞服；一岁每次服 1 粒，两岁每次服 2 粒，三岁每次服 3 ～ 4 粒，四岁至八岁每次服 5 ～ 6 粒，九岁至十岁每次服8～9粒，成人每次服10粒。另可外敷在皮肤红肿处，取丸十数粒，用冷开水或米醋少许，盛食匙中化散，敷搽四周，每日数次常保湿润，直至肿退。如红肿已将出脓，切勿再敷。

药物分类：处方药物，国家医保目录（甲类）。

7. 康复调摄

1）保持良好的个人卫生习惯。慎起居，保持环境清洁和通风，勤洗手，减少到人群密集场所活动，防止交叉感染，避免接触呼吸道感染患者。适风寒，注意防寒保暖，适度锻炼，增强体质，以抵御外邪。

2）保持良好的呼吸道卫生习惯。咳嗽或打喷嚏时，用上臂或纸巾、毛巾等遮住口鼻，咳嗽或打喷嚏后洗手，尽量避免触摸眼睛、鼻或口；出现流感样症状应注意休息及自我隔离，前往公共场所或就医过程中须戴口罩。

3）预防用药，可在体质辨证的基础上，加减用药。

4）发热者宜适当休息，饮食清淡。重症及老年、婴幼儿、体虚者，需加强观察，及时发现病情变化。

致　谢

向所有为指南制订提供咨询、指导的各学科专家致谢；向所有指南制订中参与专家访谈、文献检索工作的秘书及学生致谢。

利益冲突声明

本指南所有成员均已签署利益冲突声明，声明无和本部指南主题相关的任何商业的、专业的或其他方面的利益，以及所有可能被本部指南成果影响的利益。

第九章

《中医药治疗流感临床实践指南》解读

本章节聚焦《中医药治疗流感临床实践》(简称《指南》)中的推荐用药，对《指南》所涉及的中药方剂进行释义，包括对单味中药的详述。同时从循证医学的角度对流感运用的中成药进行相关解读，并且补充《指南》所未涉及的中医外治法治疗流感的研究，从治疗的角度加深对《指南》的理解，指导流感治疗的临证操作。

一、中药方剂释义

(一) 中药方剂古籍释义

1. 麻黄汤

本方出自张仲景《伤寒论》：太阳病，头痛，发热，身疼，腰痛，骨节疼痛，恶风，无汗，而喘者，麻黄汤主之。症见恶寒发热，头身疼痛，无汗而喘，舌苔薄白，脉浮紧可用本方。

药物组成：麻黄三两(去节)，桂枝二两(去皮)，甘草一两(炙)，杏仁七十个(去皮尖)。

煎服法：上四味，以水九升，先煮麻黄，减二升，去上沫，内诸药，煮取二升半，去滓，温服八合，复取微似汗，不须啜粥，余如桂枝法将息。

2. 柴葛解肌汤

本方出自《伤寒六书》，主治外感风寒郁而化热之证，书中云治足阳明胃经受邪，目疼，鼻干，不眠，头疼，眼眶痛，脉来微洪，宜解肌，属于阳明经病。本方是治疗太阳风寒未解，入里化热，初犯阳明或者三阳合病的常用方，在临床上应用以发热重、恶寒轻、头痛眼眶痛、鼻干、脉浮微洪为主要辨证要点。

药物组成：柴胡，干葛，甘草，黄芩，羌活，白芷，芍药，桔梗（原书中未著明用量）。

煎服法：上八味，水二盅，加生姜三片，大枣二枚，槌法加石膏末一钱，煎之热服。

3. 银翘散

银翘散出自《温病条辨》，主治风热邪气侵袭卫分之证。太阴风温、温热、温疫、冬温，初起恶风寒者，桂枝汤主之；但热不恶寒而渴者，辛凉平剂银翘散主之。温毒、暑温、湿温、温疟，不在此例。流感症见发热明显，咽痛口渴，舌红苔薄白或黄，脉浮数可用此方。

药物组成：连翘一两，金银花一两，苦桔梗六钱，薄荷六钱，竹叶四钱，生甘草五钱，荆芥穗四钱，淡豆豉五钱，牛蒡子六钱。

煎服法：上杵为散，每服六钱，鲜苇根汤煎，香气大出，即取服，勿过煮。肺药取轻清，过煮则味厚而入中焦矣。病重者，约二时一服，日三服，夜一服；轻者三时一服，日二服，夜一服，病不解者，作再服。

4. 桑菊饮

本方出自《温病条辨》：太阴风温，但咳，身不甚热，微渴者，辛凉轻剂桑菊饮主之。症见发热，咳嗽，恶风，咽干甚则咽痛，微渴，舌尖红，舌苔薄白干或薄黄，脉浮或浮数可用本方。

药物组成：杏仁二钱，连翘一钱五分，薄荷八分，桑叶二钱五分，菊花一钱，桔梗二钱，甘草八分，苇根二钱。

煎服法：水二杯，煮取一杯，日二服。

5. 甘露消毒丹

本方为《医效秘传》之方，原文云：时毒疠气，必应司天。癸丑太阴湿土气化运行，后天太阳寒水，湿寒合德，夹中运之火，流行气交，阳光不治，疫气乃行。故凡人之脾胃虚者，乃应其厉气，邪从口鼻皮毛而入。病从湿化者，发热目黄，胸满，丹疹，泄泻。当察其舌色，或淡白，或舌心干焦者，湿邪犹在气分，用甘露消毒丹治之。此方用于湿热并重，疫毒上攻之证，全方可有三焦分消之功。在流感轻症湿阻气机可用此方。

药物组成：飞滑石十五两，淡黄芩十两，茵陈十一两，藿香四两，连翘四两，石菖蒲六两，白豆蔻四两，薄荷四两，木通五两，射干四两，川贝母五两，神曲糊为末，成丹。

煎服法：生晒研末，每服三钱，开水调下，或神曲糊丸，如弹子大，开水化服亦可。

6. 小柴胡汤

本方出自张仲景《伤寒论》：伤寒五六日，中风，往来寒热，胸胁苦满，嘿嘿不欲饮食，心烦喜呕，或胸中烦而不呕，或渴，或腹中痛，或胁下痞硬，或心下悸，小便不利，或不渴，身有微热，或咳者，小柴胡汤主之。作为和解少阳的基础方，小柴胡汤的辨证要点一如仲景原文所述，但见一证便是，不必悉具。

药物组成：柴胡半斤，黄芩三两，人参三两，半夏半升（洗），甘草（炙）、生姜各三两（切），大枣十二枚（擘）。

煎服法：上七味，以水一斗二升，煮取六升，去滓，再煎取三升，温服一升，日三服。

7. 麻杏石甘汤

本方出自张仲景《伤寒论》：发汗后，不可更行桂枝汤，汗出而喘，无大热者，可与麻黄杏子甘草石膏汤。下后，不可更行桂枝汤，若汗出而喘，无大热者，可与麻黄杏子甘草石膏汤。此方主要治疗表邪未解，邪热壅肺的喘咳，重在清宣肺热，临床应用以发热、喘咳、苔薄黄、脉数为要点。

药物组成：麻黄四两，杏仁五十个（去皮尖），甘草二两（炙），石膏半斤（碎）。

煎服法：上四味，以水七升，先煮麻黄，减二升，去白沫，内诸药，煮取三升，去滓。温服一升。

8. 白虎汤

本方出自张仲景《伤寒论》，主治气分热盛，表现为壮热面赤，烦渴引饮，汗出恶热，脉洪大有力。原书谓伤寒，脉浮滑，此表有热，里有寒，白虎汤主之；伤寒，脉滑而厥者，里有热，白虎汤主之。故临床辨证当以身大热，汗大出，口大渴，脉洪大为要点。

药物组成：石膏一斤（碎），知母六两，甘草二两（炙），粳米六合。

煎服法：上四味，以水一斗，煮米熟汤成，去滓，温服一升，日三服。

9. 宣白承气汤

本方出自吴鞠通《温病条辨》，主治喘促不宁，痰涎壅滞，右寸实大，肺气不降者。临床辨证以喘而痰多、发热、便秘为要点。流感危重症可与大陷胸汤合用。

药物组成：生石膏五钱，生大黄三钱，杏仁粉二钱，瓜蒌皮一钱五分。

煎服法：水五杯，煮取二杯，先服一杯，不知，再服。

10. 大陷胸汤

本方出自张仲景《伤寒论》，主治水热互结所致的结胸证，太阳病，脉浮而动数，浮则为风，数则为热，动则为痛，数则为虚，头痛发热，微盗汗出，而反恶寒者，表未解也。医反下之，动数变迟，膈内拒痛，胃中空虚，客气动膈，短气躁烦，心中懊侬，阳气内陷，心下因硬，则为结胸，大陷胸汤主之。伤寒六七日，结胸热实，脉沉而紧，心下痛，按之石硬者，大陷胸汤主之。临床上辨证以心下硬满、疼痛拒按、便秘、舌上燥而渴、苔黄、舌红、脉沉有力为要点。

药物组成：大黄六两（去皮），芒硝一升，甘遂一钱匕。

煎服法：上三味，以水六升，先煮大黄，取二升，去滓，内芒硝，煮一二沸。

11. 清宫汤

本方出自吴鞠通《温病条辨》，主治脉虚夜寐不安，烦渴舌赤，时有谵语，目常开不闭，或喜闭不开，暑入手厥阴也。临床辨证以发热、神昏谵语为要点。此方重在清营中之热，兼以透热转气，与清营汤略有不同。流感重症可以此方送服安宫牛黄丸或紫雪丹。

药物组成：元参心三钱，莲子心五分，竹叶卷心二钱，连翘心二钱，犀角（水牛角代），连心麦冬三钱。

煎服法：水煎服。

12. 安宫牛黄丸

本方出自吴鞠通《温病条辨》。邪入心包，舌謇肢厥，牛黄丸主之，紫雪丹亦主之。主治神昏谵语，温热邪气内陷心包之证。临床辨证以高热烦躁、神昏谵语、舌红或绛、苔黄燥、脉数有力为要点。

药物组成：牛黄、郁金、犀角（水牛角代）、黄连、朱砂、山栀、雄黄、黄芩各一两，梅片、麝香各二钱五分，珍珠五钱，金箔。

煎服法：上为极细末，炼老蜜为丸，每丸一钱，金箔为衣，蜡护。脉虚者人参汤下，脉实者银花、薄荷汤下，每服一丸。

13. 紫雪散

本方出自《外台秘要》，能疗脚气毒遍内外，烦热，口中生疮，狂易叫走及解诸石草热药毒发，邪热卒黄等，瘴疫毒疠，卒死温疟，五尸五注。主治温热病，热闭心包，热盛动风证。临床上应用以高热烦躁、神昏谵语、痉厥、舌红绛、脉数实为辨证要点。

药物组成：石膏、寒水石、滑石、磁石各三斤，犀角屑（水牛角代）、羚羊角屑、沉香、青木香各五两，玄参、升麻各一斤，甘草八两（炙），丁香一两，芒硝十斤（制），硝石四升（精制），麝香五分，朱砂三两，黄金一百两。

煎服法：以水一斛，先煮五种金石药，得四斗，去滓后，内八物，煮取一斗五升，去滓，取硝石四升，芒硝亦可，用朴硝精者十斤投汁中，微炭火上煮，柳木篦搅勿住手，有七升，投在木盆中，半日欲凝，内成研朱砂三两，细研麝香五分，内中搅调，寒之二日成霜雪紫色。病人强壮者，一服二分，当利热毒；老弱人或热毒微者，一服一分，以意节之。

14. 麻黄附子细辛汤

本方出自张仲景《伤寒论》：少阴病，始得之，反发热，脉沉者，麻黄附子细辛汤主之。

药物组成：麻黄二两（去节），细辛二两，附子一枚（炮，去皮，破八片）。

煎服法：上三味，以水一斗，先煮麻黄，减二升，去沫，内诸药，煮取三升，去滓，温服一升，日三服。

15. 犀角地黄汤

本方出自《备急千金要方》，主治伤寒及温病应发汗而不汗之，内蓄血者，鼻衄，吐血不尽，内余瘀血，面黄，大便黑。本方临床应用以各种失血、斑色紫黑、神昏谵语、身热舌绛为辨证要点。

药物组成：犀角一两（水牛角代），生地黄八两，芍药三两，牡丹皮二两。

煎服法：上药四味，㕮咀，以水九升，煮取三升，分三服。

16. 厚朴麻黄汤

本方出自《金匮要略》：咳而脉浮者，厚朴麻黄汤主之。治疗寒饮郁肺而夹热之咳喘，症见咳嗽咳痰，痰黏不易咳出，喉中不利有水鸡声，胸满。临床辨证以胸满烦躁、咳喘痰多、喉中痰鸣、脉浮苔滑等表现为要点。

药物组成：厚朴五两，麻黄四两，石膏如鸡子大，杏仁半升，半夏半升，干姜二两，细辛二两，小麦一升，五味子半升。

煎服法：上九味，以水一斗二升，先煮小麦熟，去滓，内诸药煮取三升，温服一升，日三服。

17. 沙参麦冬汤

沙参麦冬汤出自《温病条辨》。燥伤肺胃阴分，或热或咳者，沙参麦冬汤主之，是清代吴鞠通为温病后期燥伤肺胃阴分而创立，是清养肺胃、生津润燥的代表方剂，亦可用麦门冬汤加北沙参取代此方，增强益气作用。临床辨证以咽干口渴，或热，或干咳无痰，或发热，舌红少苔为辨证要点。

药物组成：沙参三钱，玉竹二钱，生甘草一钱，冬桑叶一钱五分，麦冬三钱，生扁豆一钱五分，花粉一钱五分。

煎服法：水五杯，煮取二杯，每日服二次，日再服。

18. 旋覆代赭汤

本方出自《伤寒论》。伤寒，发汗，若吐，若下，解后，心下痞硬，噫气不除者，旋覆代赭汤主之。临床可见舌苔浊腻，伴随胃部胀满不适，反酸烧心，痰量多，亦可无特殊不适，唯有夜间平躺加重，因反酸所致咳嗽，脾胃升降失常，胃气上逆而作咳，选方旋覆代赭汤加减。

药物组成：旋覆花三两，人参二两，生姜五两，代赭一两，甘草三两（炙），半夏半升（洗），大枣十二枚（擘）。

煎服法：上七味，以水一斗，煮取六升，去滓，再煎取三升，温服一升，日三服。

19. 香砂六君子汤

香砂六君子汤出自《古今名医方论》。治脾胃气虚，痰阻气滞，气虚肿满，痰饮结聚，脾胃不和，变生诸症者。临床上以呕吐、不欲饮食、消瘦倦怠为辨证要点。

药物组成：人参一钱，白术二钱，茯苓二钱，甘草七分，陈皮八分，半夏一钱，砂仁八分，木香二钱。

煎服法：水煎服。

20. 生脉散

生脉散出自《医学启源》。原文记载能补肺中元气不足，主要治疗温热、暑热耗伤气阴，若表现为体倦乏力，气短，咽干，舌红，脉虚，可考虑应用此方。

药物组成：人参五分，麦冬五分，五味子七粒。

煎服法：长流水煎，不拘时服。

21. 参附汤

参附汤出自《重订严氏济生方》。原文记载治真阳不足，上气喘急，自汗盗汗，气虚头晕，但是阳虚气弱之证，并宜服之，是治疗心肾阳虚的救急方。若表现为喘逆甚剧，张口抬肩，稍动喘脱欲绝，肢厥，面青唇紫，汗出淋漓，舌暗红苔黄腻，脉沉细欲绝，可用此方。

药物组成：人参半两，附子一两（炮，去脐）。

煎服法：上㕮咀，分作三服，水一盏，生姜十片，煎至八分，去滓，食前温服。

（二）中药方剂治疗流感的现代研究进展

古代先贤在长期的临床试验中形成了众多治疗流感的有效方及经验方。其中麻杏石甘汤、银翘散、小柴胡汤等方剂目前仍被广泛应用于临床。中药复方因其多靶点的特点在对症治疗方面也有独特的优势，可以有效改善症状，在流感治疗领域占据一席之地。

曾丽娟等提出麻杏石甘汤有直接抗甲型流感 H1N1、H6N2、H9N2 等亚型及乙型流感病毒的作用，能抑制流感病毒诱导细胞中 IL–6、IL–10、TNF–α、IL–8、炎症趋化因子 CCL5 的表达。以麻杏石甘汤为主方的清肺排毒汤在抗击 COVID–19 疫情中也发挥了重要作用。YanChun Zhong 等研究发现，麻杏石甘汤治疗患甲型流感小鼠时 TNF–α 降低，并可显著降低甲型流感诱导的急性肺损伤时血管生成素样蛋白 4 的表达，减少肺细胞的凋亡。

YingJie Fu 等的研究表明，麻黄汤、桂枝汤等汤药的抗病毒作用是在机体识别甲型流感病毒后，通过调节 TLR7/NF–κB 信号通路来启动相应的免疫反应。HongQiong Qin 等研究发现，甲型流感病毒感染诱导宿主激活 toll 样受体介导的抗病毒信号通路在病原体识别和免疫激活中起着重要作用，桂枝麻黄各半汤抗甲型流感病毒和改善小鼠肺部炎症的作用通过对 TLR7 信号转导通路的抑制启动因子转录活动、降低编码细胞比例而实现。

孙飞等用银翘散加减治疗甲型流感样患者 703 例，观察患者服药后体温下降程度、呼吸道及全身症状改善等情况，结果显示治愈 542 例、有效 153 例、无效 8 例，临床疗效显著，安全性及依从性好。王芮等研究发现，银翘散对甲型流感病毒所致细胞病变有较好的抑制作用，在流感病毒转阴和退热方面与奥司他韦效果相当。白辰等将银翘散合桑菊饮加减方、麻杏石甘汤加减方，与奥司他韦、扎那米韦、帕拉米韦作对比，通过比较靶蛋白及其中的流感基因，证实中药复方通过多靶标、多通路调节人体，能有效达到抗流感病毒的作用。张照研等发现，银翘散在抑制甲型流感病毒增殖时可以减少炎症因子的表达，减轻炎症反应引起的损伤，并可抑制毒宿主细胞凋亡。

TianBo Zhang 等研究发现，升降散通过抑制神经氨酸酶在体外和体内的活性以发挥抗流感作用。升降散在 2mg/mL 时抑制了 80% 的神经氨酸酶活性，降低了病毒感染小鼠的肺指数、肺病毒载量和肺组织病理学改变，减轻了小鼠的炎症反应。

二、中药释义

（一）中药功效

1. 麻黄：为麻黄科麻黄属植物草麻黄、中麻黄和木贼麻黄的草质茎。有发汗解表、宣肺平喘、利水消肿的功效。主治风寒表实证，咳嗽气喘，风水，小便不利，风湿痹痛，肌肤不仁，风疹瘙痒，阴疽痰核。具有升压、平喘、祛痰、镇咳、发汗、利尿、抗炎、解热、抗肿瘤、抗突变等作用。

2. 桂枝：为樟科樟属植物肉桂的嫩枝。有散寒解表、温经、通阳作用。主治风寒表证，寒湿痹痛，四肢厥冷，经闭痛经，癥瘕结块，胸痹，心悸，痰饮，小便不利。具有抗菌、抗病毒、解热、镇痛、镇静、抗惊厥、抗炎等作用。

3. 杏仁：为蔷薇科杏属植物杏、野杏、山杏、东北杏的种子。有降气化痰、止咳平喘、润肠通便的作用。主治外感咳嗽喘满，肠燥便秘。具有止咳平喘、抗肿瘤、抗炎及镇痛等作用。

4. 柴胡：为伞形科柴胡属植物柴胡或狭叶柴胡的根。有解表退热、疏肝解郁、升举阳气的功效。主治外感发热，寒热往来，疟疾，肝郁胁痛乳胀，头痛头眩，月经不调，气虚下陷之脱肛、子宫脱垂、胃下垂等症状。具有抗炎、镇静、镇痛、镇咳等作用。

5. 葛根：为豆科葛属植物野葛或甘葛藤的块根。有解肌发表、生津止渴、升阳止泻的功效。主治外感发热，头项强痛，麻疹初起，疹出不畅，温病口渴，消渴病，泄泻，痢疾等。具有调节心脑血管系统、抗骨质疏松、抗肿瘤、降血脂等作用。

6. 甘草：为豆科植物属植物甘草、光果甘草、胀果甘草的根及根茎。有和中缓急、润肺、解毒、调和诸药等作用。炙用治脾胃虚弱，倦怠食少，腹痛便溏，四肢挛急疼痛，心悸，脏躁，肺痿咳嗽；生用治咽喉肿痛，痈疮肿毒，小儿胎毒及药物、食物中毒。具有抗微生物、抗心律失常、保肝、抗炎、镇咳、祛痰、解毒、抗氧化等作用。

7. 黄芩：为唇形科黄芩属植物黄芩的根。有清热泻火、燥湿解毒、止血、安胎等功效。主治肺热咳嗽，热病高热神昏，肝火头痛，目赤肿痛，湿热黄疸，泻痢，热淋，吐衄，崩漏，胎热不安，痈肿疔疮。具有抗微生物、调节免疫功能、降低血压、利尿、降血脂等作用。

8. 羌活：为伞形科羌活属植物羌活或宽叶羌活的根茎和根。有散表寒、祛风湿、利关节、止痛。主治外感风寒，头痛无汗，风寒湿痹，风水浮肿，疮疡肿毒。具有解热、镇痛、抗炎、抗过敏、增加脑血流量、抗心律失常、抗癫痫、抗氧化、抗菌等作用。

9. 白芷：为伞形科当归属植物白芷和杭白芷的根。有祛风除湿、通窍止痛、消肿排脓的作用，主治感冒头痛，眉棱骨痛，牙痛，鼻塞，鼻渊，湿盛久泻，赤白带下，痈疽疮疡。具有镇痛、镇静、解热、抗炎、抑制肿瘤、抗微生物等作用。

10. 白芍：为芍药科芍药属植物芍药及毛果芍药的根。有养血和营、缓急止痛、敛阴平肝的作用。主治血虚寒热，脘腹疼痛，胁痛，肢体痉挛疼痛，痛经，月经不调，崩漏，自汗，盗汗，下痢泄泻，头痛眩晕。具有抗炎镇痛、抗病原微生物、保肝、解毒抗肿瘤等作用。

11. 桔梗：为桔梗科桔梗属植物桔梗的根。有宣肺祛痰、利咽排脓的功效。主治咳嗽痰多，咽喉肿痛，肺痈吐脓，胸满胁痛，痢疾腹痛，小便癃闭。具有祛痰镇咳、抗炎、抗溃疡，以及降血糖等作用。

12. 连翘：为木犀科连翘属植物连翘的果实。有清热解毒、消肿散结的作用。主治风热感冒，温病，热淋尿闭，痈疽，肿毒，瘰疬，瘿瘤，喉痹。具有抗细菌、抗真菌、抗病毒、镇吐、抗肝损伤等作用。

13. 金银花：为忍冬科忍冬的干燥花蕾或带初开的花。可祛风、清热、解毒。主治感冒，咳嗽，咽喉肿痛，目赤肿痛，肺痈，乳痈，湿疮。具有抗菌、调节机体免疫力及解热等作用。

14. 薄荷：为唇形科薄荷属植物薄荷的全草或叶。可宣散风热、清利头目、利咽、透疹、疏肝解郁。主治风热表证，头痛目赤，咽喉肿痛，麻疹不透，风疹瘙痒，肝郁胁痛。有调节中枢神经系统、解痉、保肝利胆、抗早孕、调节心血管，以及调节呼吸系统等作用。

15. 竹叶：为禾本科毛竹属植物淡竹等的叶。可清热除烦、生津、利尿。主治热病烦渴，小儿惊痫，咳逆吐衄，小便短赤，口糜舌疮。具有抗肿瘤、调节血脂、抗氧化等作用。

16. 荆芥穗：为唇形科裂叶荆芥属植物裂叶荆芥和多裂叶荆芥的花穗。有祛风、解表、透疹、止血的功效。主治感冒发热，头痛，目痒，咳嗽，咽喉肿痛，麻疹，风疹，痈肿，疥疮，衄血，吐血，便血，崩漏，产后血晕。具有解热、降温、镇静、镇痛、抗炎、止血、抗氧化、抗微生物等作用。

17. 淡豆豉：为豆科大豆属植物大豆的黑色成熟种子经蒸罨发酵等加工而成。有解肌发表、宣郁除烦等功效。主治外感表证，寒热头痛，心烦，胸闷，懊憹不眠等。具有降血脂及抗肿瘤等作用。

18. 牛蒡子：为菊科牛蒡属植物牛蒡的成熟果实。有疏散风热、宣肺利咽、透疹解毒、通便等功效。主治风热感冒，温病初起，咳嗽，咽喉肿痛，麻疹不透，风疹瘙痒，痈肿疮毒，便秘。具有增强免疫、抗肿瘤、抗突变、抑制流感病毒复制的作用。

19. 芦根：为禾本科植物芦苇的根茎。有清热除烦、透疹解毒的功效。主治热病烦渴，微热呕哕，肺热咳嗽，肺痈吐脓，热淋，麻疹，解河豚毒。具有促进免疫、保肝等作用。

20. 桑叶：为桑科桑属植物桑的叶。有疏散风热、清肺润燥、清肝明目等功效。主治风热感冒，风温初起，发热头痛，汗出恶风，咳嗽胸痛；或肺燥干咳无痰，咽干口渴；风热及肝阳上扰，目赤肿痛等。具有降血糖、抗炎、增加免疫功能、抗凝及抗菌等作用。

21. 菊花：为菊科菊属植物菊的头状花序。具有疏风清热、平肝明目、解毒消肿的功效。主治外感风热或风温初起，发热头痛，眩晕，目赤肿痛，疔疮肿毒。有抗菌抗病毒、调节胆固醇代谢、延缓衰老及抗肿瘤等作用。

22. 滑石：为硅酸盐类滑石族矿物滑石。有利尿通淋、清热解暑的功效。主治膀胱湿热，小便不利，尿淋涩痛，暑热烦渴，泄泻，湿疹，湿疮，痱子。具有抑菌利尿等作用。

23. 茵陈蒿：为菊科属植物猪毛蒿或茵陈蒿的地上部分。有清热利湿、退黄功效。主治黄疸，小便不利，湿疮瘙痒。具有利胆、保肝、降压、解热镇痛、抗病原微生物、抗肿瘤、保护细胞、防龋、降血糖等作用。

24. 石菖蒲：为天南星科菖蒲属植物石菖蒲的根茎。有豁痰开窍、化湿和胃、宁心益志的功效。主治热病神昏，痰厥，健忘，失眠，耳鸣，耳聋等。具有镇静、抗惊厥、抑制气管痉挛、抗心律失常等作用。

25. 川贝母：为百合科贝母属植物川贝母、暗紫贝母、棱砂贝母、甘肃贝母等的鳞茎。有止咳化痰、润肺散结的功效。主治肺虚久咳，虚劳咳嗽，燥热咳嗽，肺痈，痈肿，乳痈。具有镇咳、祛痰、解痉、降压、抑菌等作用。

26. 木通：为木通科木通属植物木通、三叶木通或白木通的藤茎。有清热利尿、活血通脉的功效。主治小便短赤，淋浊，水肿，胸中烦热，咽喉疼痛，口舌生疮，风湿痹痛，乳汁不通，经闭，痛经。具有利尿抗菌等作用。

27. 藿香：为唇形科藿香属植物藿香的地上部分。有祛暑解表、化湿和胃的功效。主治夏令感冒，寒热头疼，胸脘痞闷，呕吐泄泻，妊娠呕吐，鼻渊，手、足癣。具有抗菌、抗炎、解热及抗病毒等作用。

28. 白豆蔻：为姜科豆蔻属植物白豆蔻和爪哇白豆蔻的成熟果实。有化湿行气、温中止呕、开胃消食等作用。主治湿阻气滞，脾胃不和，脘腹胀满，不思饮食，湿温初起，胸闷不饥，胃寒呕吐，食饥不消。具有抗结核、解酒、保护胃黏膜等作用。

29. 射干：为鸢尾科射干属植物射干的根茎。有清热解毒、祛痰利咽、消瘀散结的功效。主治咽喉肿痛，痰壅咳嗽，瘰疬结核，疟母癥瘕，痈肿疮毒。具有抗炎、抗过敏、抗微生物、祛痰等作用。

30. 人参：为五加科人参属植物人参的根。有大补元气、固脱、生津、安神的功效。主治气虚欲脱，劳伤虚损，倦怠，纳呆，呕吐，大便滑泄，气短，自汗，久咳虚喘，消渴，失眠，惊悸，健忘，阳痿，尿频，崩漏等一切气虚津伤之证。具有镇静、安定、改善脑血流量与脑能量代谢、调节免疫力、保护心肌、抗休克、促进造血、降糖、调节脂质代谢、抗肿瘤、延缓衰老等作用。

31. 半夏：为天南星科半夏属植物半夏的块茎。有燥湿化痰、降逆止呕、消痞散结的功效。主治咳喘痰多，呕吐反胃，胸脘痞满，头痛眩晕，夜卧不安，瘿瘤痰核，痈疽肿毒。具有镇吐催吐、镇咳、祛痰、抗癌、抗心律失常、保护胃黏膜等作用。

32. 生姜：为姜科姜属植物姜的新鲜根茎。生姜取鲜姜。具有散寒解表、降逆止呕、化痰止咳、解诸毒的作用。主治风寒感冒，恶寒发热，头痛鼻塞，呕吐，反胃，痰饮喘咳，泄泻，鱼蟹、蕈菌等食物中毒。具有保护胃黏膜、止吐、保肝利胆、强心、镇静、抗惊厥、抗微生物、解热、镇痛、抗炎等作用。

33. 大枣：为鼠李科枣属植物枣的果实。有补脾胃、益气血、安心神、调营卫、和药性的功效。主治脾胃虚弱，气血不足，食少便溏，倦怠乏力，心悸失眠，妇人脏躁，营卫不和。具有中枢抑制、护肝、增强肌力、调节免疫、抗氧化、抗肿瘤等作用。

34. 石膏：为硫酸盐类石膏族矿物石膏。有清热泻火、除烦止渴的功效。主治热病高热，烦渴，神昏谵语，发狂，发斑，肺热喘咳，中暑，胃火头痛，牙痛，口舌生疮。煅则生肌敛疮，治痈疽疮疡溃不收口，烧伤。具有退热、解渴、消炎、镇痛、促进疮面修复等作用。

35. 知母：为百合科知母属植物知母的根茎。有清热泻火、滋阴润燥的功效。主治温热病高热烦渴，肺热咳嗽，骨蒸潮热，遗精，盗汗，虚烦不眠，消渴。具有抗血小板聚集、抗炎、抗病原微生物、抗肿瘤、利胆等作用。

36. 粳米：为禾本科稻属植物稻（硬粳）去壳的种仁。具有补气健脾、除烦渴、止泻痢等功效。主治脾胃气虚，食少纳呆，倦怠乏力，心烦口渴，泻下痢疾。

37. 大黄：为蓼科大黄属植物掌叶大黄、唐古特大黄或药用大黄的根茎及根。攻积滞，清湿热，泻火，凉血，祛瘀，解毒。主治实积便秘，热结胸痞，湿热泻痢；黄疸，淋病，水肿腹满，小便不利，目赤，咽喉肿痛，口舌生疮；胃热呕吐，吐血，咯血，衄血，便血，尿血；蓄血，经闭；产后瘀滞腹痛，癥瘕积聚，跌打损伤；热毒痈疡，丹毒，烫伤。具有导泻、利胆、保肝、抗真菌、抗病毒、抗细菌、抗肿瘤、抗炎、止血、降脂、清除自由基、抗血小板聚集、利尿等作用。

38. 瓜蒌：为葫芦科栝楼属植物栝楼及双边栝楼的干燥成熟果实。有清热化痰、宽胸散结、润燥滑肠的功效。主治肺热咳嗽，胸痹，结胸，消渴，便秘，痈肿疮毒。具有抗菌、抗癌、延缓衰老等作用。

39. 葶苈子：为十字花科独行菜属植物葶苈、琴叶葶苈和播娘蒿属植物播娘蒿的种子。有泻肺平喘、利水消肿等功效。主治痰涎壅肺之喘咳痰多，肺痈，胸腹积水，水肿，痈疽恶疮，瘰疬结核。具有强心、利尿及调节血脂等作用。

40. 芒硝：为硫酸盐类芒硝族矿物芒硝的提纯品。有泻火通便、软坚、消肿的功效。主治实热积滞，大便秘结，腹胀痞痛，肠痈，乳痈，丹毒，目赤翳障，咽喉肿痛，口疮。具有泻下、清热消肿的作用。

41. 玄参：又名元参，为玄参科玄参属植物玄参及北玄参的根。有凉血、滋阴降火、解毒的功效。主治温热病热入营血，身热，烦渴，舌绛，发斑，骨蒸劳嗽，虚烦不寐，津伤便秘，目涩昏花，咽喉肿痛，瘰疬痰核，痈疽疮毒。具有解热、抗菌、抗炎、抗氧化、保肝、增加冠脉血流量、缓解血管痉挛、降血糖等作用。

42. 莲子：为睡莲科莲属植物莲的成熟种子。有补脾止泻、益肾固精的功效。主治脾虚久泻，肾虚遗精、滑泄、小便不禁，妇人崩漏带下，心神不宁，惊悸，不眠。

43. 竹卷心：又名竹叶卷心，为禾本科毛竹属植物淡竹属植物等的茎秆去外皮刮出的中间层，其中卷而未放的幼叶为竹卷心。有清心除烦、利尿、解毒的作用。主治热病烦渴，小便短赤，烧烫伤。

44. 水牛角：为牛科水牛属动物水牛的角。有清热、凉血、解毒、定惊等作用，主治热病头痛，高热神昏；发斑发疹，吐血、衄血，瘀热发黄，小儿惊风及咽喉肿痛，口舌生疮等。具有强心、镇静、抗惊厥、镇痛、抗炎等作用。

45. 麦冬：为百合科植物麦冬的块根。可滋阴润肺、益胃生津、清心除烦。主治肺燥干咳，肺痈，阴虚劳嗽，津伤口渴，消渴，心烦失眠，咽喉疼痛，肠燥便秘，血热吐衄。具有正性肌力、保护心肌、抗心律失常、降血糖、清除自由基、抗菌等作用。

46. 细辛：为马兜铃科细辛属植物北细辛、华细辛及汉城细辛的带根全草。有散寒祛风、止痛、温肺化饮、通窍的功效。主治风寒表证，头痛，风湿痹痛，痰饮喘咳，鼻塞，鼻渊，口疮。具有解热镇痛、抗惊厥、抗炎、抗菌、免疫抑制等作用。

47. 附子：为毛茛科乌头属植物乌头的侧根。有回阳救逆、散寒除湿的功效。主治阴盛格阳，大汗亡阳，吐泻厥逆，心腹冷痛，冷痢，脚气水肿，风寒湿痹，阴疽疮漏及一切沉寒痼冷之疾。具有强心、抗心律失常、抗心肌缺血缺氧、调节血压、抗炎、镇痛、抗肿瘤等作用。

48. 甘遂：为大戟科大戟属植物甘遂的块根。有泻水逐饮、破积通便的功效。主治水肿，腹水，留饮，结胸，癥瘕积聚，癫痫，喘咳，大小便不通。具有泻下、抗肿瘤、调节免疫、抗微生物等作用。

49. 鲜地黄：为玄参科地黄属植物地黄的新鲜块根。有清热凉血、生津润燥的功效。主治急性热病，高热神昏，斑疹，津伤烦渴，血热妄行之吐血、衄血、崩漏、便血，口舌生疮，咽喉肿痛，劳热咳嗽，跌打伤痛，痈肿。具有调节免疫、调节内分泌功能、促进造血等作用。

50. 牡丹皮：为芍药科芍药属植物牡丹的根皮。有清热凉血、活血散瘀的功效。主治温热病热入血分，发斑，吐衄，热病后期热伏阴分发热，骨蒸潮热，血滞经闭，痛经，癥瘕，痈肿疮毒，跌扑伤痛，风湿热痹。具有镇静、催眠、保护心肌、抗炎、降血糖等作用。

51. 牛黄：为牛科野牛属动物黄牛的胆囊、胆管、肝管中的结石，或在活牛体内培育的牛黄，或从牛、猪、羊等动物胆汁中用化学方法生产的人工合成牛黄。有清心凉肝、豁痰开窍、清热解毒的功效。主治热病神昏，中风窍闭，惊痫抽搐，小儿急惊，咽喉肿烂，口舌生疮，痈疽疔毒。具有镇静、抗惊厥、解热、抗炎、抗微生物、利胆等作用。

52. 郁金：为姜科姜黄属植物温郁金、姜黄、广西莪术或川郁金的块根。有活血止痛、行气解郁、清心凉血、利胆的功效。主治胸腹胁肋诸痛，痛经，癥瘕，热病神昏，癫狂，吐血，衄血，血淋，砂淋，黄疸。具有保肝、催眠、降低红细胞聚集、抗自由基损伤等作用。

53. 黄连：为毛茛科黄连属植物黄连、三角叶黄连或云南黄连的根茎。有清热泻火、燥湿、解毒等功效。主治病邪入心经之高热，烦躁，谵妄或热盛迫血妄行之吐衄，湿热胸痞，泄泻，痢疾，心火亢盛之心烦失眠，胃热呕吐，消谷善饥，肝火目赤肿痛，热毒疮疡，疔毒走黄，牙龈肿痛，口舌生疮，聤耳，痔血，湿疹，烫伤。具有抗微生物及原虫、抗病毒、调节循环系统、保护心肌、抗心律失常、抗溃疡、抗肿瘤、降血糖、抗炎、抑制血小板聚集等作用。

54. 朱砂：为硫化物类辰砂族矿物辰砂。有安神定惊、明目、解毒的功效。主治心烦，失眠，惊悸，癫狂，目昏，疮疡肿毒。具有镇静、催眠、抗惊厥、抑制生育、抗心律失常等作用。

55. 麝香：为鹿科麝属动物林麝、马麝、原麝成熟雄体香囊中的干燥分泌物。有开窍醒神、活血散结、消肿止痛的功效。主治热病神昏，中风痰厥，气郁暴厥，中恶昏迷，血瘀经闭，癥瘕积聚，心腹急痛，跌打损伤，痹痛麻木，痈疽恶疮，喉痹，口疮，牙疳，脓耳。具有抗炎、调节中枢神经系统、调节心血管系统、降低血压、抗溃疡等作用。

56. 珍珠：为珍珠贝科珠母贝属动物合浦珠母贝、珠母贝、大珠母贝、长耳珠母贝或蚌科帆蚌属动物三角帆蚌、冠蚌属动物褶纹冠蚌、无齿蚌属动物背角无齿蚌等贝壳中外套膜受刺激形成的珍珠。具有安神定惊、清肝明目、解毒生肌等功效。主治惊悸怔忡，心烦失眠，惊风癫痫，目赤翳障，口舌生疮，咽喉溃腐，疮疡久不收口。具有延缓衰老、抗氧化、抗肿瘤、促进创面肉芽增生等作用。

57. 栀子：为茜草科栀子属植物栀子的果实。有泻火除烦、清热利湿、凉血解毒的功效。主治热病心烦，肝火目赤，头痛，湿热黄疸，淋证，吐血，衄血，血痢，尿血，口舌生疮，疮疡肿毒，扭伤肿痛。具有解热、镇痛、调节消化系统、调节胆汁分泌、促进胰腺分泌等作用。

58. 雄黄：为简单硫化物类雄黄族矿物雄黄。有解毒、杀虫、燥湿、祛风痰的功效。主治痈疽疔疮，疥癣，丹毒，湿疮，痔疮，蛇虫咬伤，喉风喉痹，癫痫，疟疾，积聚痞块，鼻中息肉，咳喘。具有抗肿瘤及调节免疫功能的作用。

59. 厚朴：为木兰科木兰属植物厚朴和庐山厚朴的树皮、根皮和枝皮。有行气导滞、燥湿、降逆平喘的功效。主治食积气滞，腹胀便秘，湿阻中焦，脘痞吐泻，痰壅气逆，胸满喘咳。具有松弛肌肉、抗溃疡、抗病原微生物、抗炎镇痛、抗肿瘤、抗凝的作用。

60. 五味子：为五味子科五味子属植物五味子或华中五味子的果实。有收敛固涩、益气生津、宁心安神的功效。主治久咳虚喘，梦遗滑精，尿频遗尿，久泻不止，自汗盗汗，津伤口渴，心悸失眠。具有止咳、护肝、抗氧化、抗溃疡、抗肿瘤等作用。

61. 干姜：为姜科姜属植物姜的根茎干燥品。具有温中散寒、温阳通脉、温肺化饮的作用。主治脘腹冷痛，呕吐，泄泻，亡阳厥逆，寒湿痹痛，寒饮喘咳。具有镇静、镇痛、抗炎、抗凝血等作用。

62. 浮小麦：为禾本科小麦属植物小麦干瘪轻浮的颖果。可除虚热、止汗。主治阴虚发热，盗汗，自汗。

63. 沙参：为桔梗科沙参属植物沙参、杏叶沙参、轮叶沙参及其同属数种植物的根。有养阴清热、润肺化痰、益胃生津的功效。主治阴虚久咳，痨嗽痰血，燥咳痰少，虚热喉痹，口渴。具有调节免疫、祛痰、抗真菌等作用。

64. 玉竹：为百合科黄精属植物玉竹的根茎。有滋阴润肺、养胃生津的功效。主治燥咳，劳嗽，热病阴伤，咽干口渴，消渴，阴虚外感，头昏眩晕，筋脉挛痛。具有降血糖、降血脂、抗肿瘤、调节免疫等作用。

65. 白扁豆：为豆科扁豆属植物扁豆的白色成熟种子。有健脾、化湿、消暑的功效。主治脾虚生湿，食少便溏，白带过多，暑湿吐泻，烦渴胸闷。具有抗菌、抗病毒、提高细胞免疫的作用。

66. 天花粉：为葫芦科栝楼属植物栝楼及双边栝楼的根。有清热生津、润肺化痰、消肿排脓的功效。主治热病口渴，消渴多饮，肺热燥咳，疮疡肿毒。具有调节免疫、抗肿瘤、抗早孕等作用。

67. 旋覆花：为菊科旋覆花属植物旋覆花或欧亚旋覆花的花序，有消痰行水、降气止呕的功效。主治咳嗽痰黏，呕吐嗳气，胸痞胁痛。具有祛痰、抗炎、调节免疫、抗微生物及保肝等作用。

68. 代赭石：为氧化物类刚玉族矿物赤铁矿矿石。有潜阳、镇逆、止血的功效。主治头痛，眩晕，心悸，癫狂，惊痫，呕吐，噫气，呃逆，噎膈，咳喘，吐血，鼻衄，崩漏，便血，尿血。具有促消化、升高白细胞等作用。

69. 木香：为菊科云木香属植物木香的根。可行气止痛、调中导滞。主治胸胁胀满，脘腹胀痛，呕吐泄泻，里急后重。具有利胆、升压、抗炎、镇痛、降血糖、缓解肠痉挛等作用。

70. 砂仁：为姜科砂仁属植物阳春砂仁、绿壳砂仁和海南砂仁的成熟果实或种子。有化湿、行气、温脾、安胎的作用。主治湿阻气滞，脘腹胀满，不思饮食，恶心呕吐，腹痛泄泻，妊娠恶阻，胎动不安，血崩，一切食毒。具有抗血小板聚集、保护胃黏膜、促进胃肠运动、镇痛等作用。

71. 陈皮：为芸香科柑橘属植物橘及其栽培变种的成熟果皮。有理气调中、降逆止呕、燥湿化痰功效。主治胸膈满闷，脘腹胀痛，不思饮食，呕吐，哕逆；咳嗽痰多，乳痈初期。具有促进消化液分泌、升压、降脂、祛痰、平喘、抗炎、抗氧化等作用。

72. 党参：为桔梗科党参属植物党参、素花党参、川党参的根。有健脾补肺、益气生津的作用，主治脾胃虚弱，食少便溏，四肢乏力，肺虚咳喘，气短自汗。具有调节免疫功能、延缓衰老、抗溃疡等作用。

73. 白术：为菊科苍术属植物白术的根茎。有健脾益气、燥湿利水、止汗、安胎功效。主治脾气虚弱之乏力、食少腹胀、泄泻、便秘，水饮内停之小便不利、水肿、痰饮眩晕，寒湿痹，身痛，气虚自汗，胎动不安。具有促进胃肠运动、保肝、利胆、扩张血管、降压、抗氧化、延缓衰老、抗肿瘤、利尿、降血糖等作用。

74. 茯苓：为多孔菌科卧孔属真菌茯苓的菌核。有利水渗湿、健脾和胃、宁心安神的功效。主治小便不利，水肿胀满，痰饮咳逆，呕吐，脾虚食少，泄泻，心悸不安，失眠健忘，遗精白浊。具有利尿、保护胃黏膜、保肝及抗癌等作用。

（二）中药治疗流感的现代研究进展

中药抗病毒的机制一方面是中药活性成分可直接杀灭病毒、抑制病毒代谢、减轻病毒对细胞组织的损伤；另一方面中药成分还可通过体内代谢过程调节免疫功能，增强机体抵御病毒侵袭与损害的能力，以达到扶正抗疫的作用。

唐陆平等将肺损伤的大鼠分为低、高剂量组，通过金银花提取物灌胃处理，证实其可通过抑制炎症因子从而减轻肺损伤。Yue Ding 等研究发现，金银花富含的绿原酸是一种神经氨酸酶阻滞剂。间接免疫荧光实验表明，金银花能抑制神经氨酸酶活性，下调中性蛋白酶的表达，并证实了其能阻止感染细胞释放新形成的病毒颗粒，降低病毒滴度，减轻炎症。JiaWei Liu 等发现，阳春砂、金银花等能够抑制神经氨酸酶活性，并且可保护宿主细胞，从而达到抑制甲型流感的效果。李立等指出，金银花、连翘是常用的抗甲型流感中药，他们有特异性的免疫调节通路，金银花能提高巨噬细胞的吞噬率和淋巴细胞的转化率，连翘能提高免疫抑制状态小鼠的脾脏指数。二者联用后作用大于单独使用，更有利于巨噬细胞中 IL–12、IL–8 信号通路的生成与调节。

黄芩苷在体内体外均具有抗流感病毒的作用，且在体内能减轻感染小鼠的肺损伤和肺组织过氧化物水平。粟英等研究发现，黄芩苷联合奥司他韦能缩短病程，明显减轻甲型流感重症患者临床症状。葛金林等通过检测支气管灌洗液中的炎症因子和免疫因子的含量，证实黄芩中的黄芩苷可减轻流感小鼠的肺组织损伤。黄智生等研究发现，黄芩苷与连翘苷对中性蛋白酶的表达均具有抑制作用，能下调转染 Hela 细胞的甲型流感病毒中性蛋白酶表达量，他们联合使用表现为协同作用。Pang P 等发现黄芩苷通过下调 RLRs 信号通路来控制甲型流感病毒感染，其认为甲型流感病毒感染会导致低体质量、高病毒载量和高 Rig–I 表达，而黄芩苷降低了体质量下降率，下调了 RLRs 信号通路的关键因子，还可降低肺组织中炎症细胞因子的高表达，限制免疫病理损伤，有助于提高临床和生存效果。蒲秀瑛对贯叶连翘提取物抗甲型流感病毒的作用进行了体外研究。结果提示，贯叶连翘提取物可以降低脂质过氧化导致的肺损伤，增强小鼠抗氧自由基能力，提高小鼠免疫功能，控制炎症反应。

板蓝根具有很强的抗甲型流感病毒活性的能力，能控制甲型流感病毒传播和减轻炎症反应，降低促炎症细胞因子的表达。Chong Jie 等研究发现，板蓝根通过促进线粒体抗病毒信号通路产生干扰素 β 从而诱导跨膜表达以维持线粒体的形态和功能。板蓝根降低了流感病毒的易感性，减轻感染小鼠的肺损伤。李莉等对板蓝根抗流感病毒的有效物质基础和作用机制作了较为深入的文献调研，发现板蓝根在抗流感病毒方面具有多成分、多靶点的优势。王雪峰等考察牛蒡子提取物体外抑制甲型流感病毒鼠肺适应株（FM1）的作用，结果提示，牛蒡子提取物可有效抑制甲型流感病毒 FM1。杨子峰等从体内抗病毒试验观察牛蒡子苷元抗甲型流感病毒作用，发现牛蒡子苷元可作为一种治疗流行性感冒的有效药物。杨关林等通过优选安全性好、抗病毒疗效好的中药，发现绵马贯众、金银花、黄芩、苦参和连翘均有抗甲型流感病毒 FM1 的作用，但绵马贯众对病毒的预防及治疗作用均优于其他四味中药。梁荣感等探讨大黄蒽醌类化合物在细胞培养中抗流感病毒的作用，发现大黄蒽醌类化合物在狗肾代传细胞（MDCK）中对流感病毒有抑制作用。ZhengHong Sun 等研究发现芦荟多糖具有明显的抗病毒感染作用，可以抑制甲型流感病毒的复制和吸附。在小鼠实验中，芦荟多糖可以改善感染小鼠的临床症状和肺损伤，显著降低病毒载量和死亡率。

除了清热解毒类中药，补益类中药如黄芪、石斛也参与到流感的治疗中。褚兆苹等研究发现，大剂量黄芪多糖能延长甲型流感小鼠非结构性蛋白 NS1 表达时效，促进磷脂酰肌醇激酶 3 的磷酸化，减轻炎症反应；中等剂量黄芪多糖能增强甲型流感病毒表面血凝素的表达，而血凝素能阻止甲型流感病毒进入靶细胞以达到抗病毒的效果。黄芪具有增强机体免疫力的作用，李树颖等提出黄芪多糖发挥免疫调节的作用机制一方面是通过增强免疫细胞活性，另一方面是通过抑制炎症因子的产生。许朋等研究天然药物抗甲型流感病毒时发现，黄芪能明显增加正常小鼠脾脏细胞IL-3、IL-4、IL-6、干扰素-γ的分泌，提高小鼠自然杀伤细胞的杀伤能力。李日蝉研究石斛碱抗甲型流感病毒活性及其作用机制，发现石斛碱具有抗甲型流感病毒的活性，且能抑制病毒的多轮复制的能力。

彭绍忠对广藿香中抗流感病毒的有效成分进行了筛选，同时对作用机制也作了进一步探讨。实验结果显示，广藿香能显著抑制甲型流感病毒FM1病毒引起的小鼠肺炎和延长病毒感染小鼠的生存时间。其主要成分中的广藿香醇不仅能抑制流感病毒的复制，也能够有效减轻脂质过氧化损伤，增强机体抗氧化能力。李福安等考察秦艽抗甲型流感病毒的疗效。结果提示，秦艽具有较好的抗甲型流感病毒感染作用。于卓男通过考察川芎嗪对H1N1感染的A549细胞发挥的疗效和其对免疫调节功能的影响，发现川芎嗪能够显著抗病毒，下调病毒感染引起的炎症细胞因子、TLR相关信号转导通路及凋亡相关因子的mRNA和蛋白的表达。

三、中成药解读

《指南》共推荐6种中成药，包括3种口服药：连花清瘟胶囊、疏风解毒胶囊、金花清感颗粒；3种注射液：痰热清注射液、热毒宁注射液、喜炎平注射液。

1.方剂来源、方义与功效、临床应用

连花清瘟胶囊，为非处方药（OTC）药物，功效为清瘟解毒、宣肺泄热，成分为连翘、金银花、炙麻黄、炒苦杏仁、石膏、板蓝根、

绵马贯众、鱼腥草、广藿香、大黄、红景天、薄荷脑、甘草，辅料为玉米淀粉。在临床中常用于流行性感冒属热毒袭肺证者。症见：发热或高热，恶寒，肌肉酸痛，鼻塞流涕，咳嗽，头痛，咽干咽痛，舌偏红，苔黄或黄腻等。组方思路取自《温病条辨》名方银翘散、《伤寒杂病论》麻杏石甘汤及吴又可治疗瘟疫善用大黄的经验，让火热毒邪尽早从大便排出，以截断外感热病病势。连翘、金银花清热解毒，同为君药，薄荷辛凉清散，清利头面咽喉的同时，辅助君药透解表邪，使热邪从表透散、毒解热退；麻黄、杏仁、石膏、甘草，经典名方麻杏石甘汤，辛开苦降、宣肺平喘、清泄肺热；板蓝根、贯众、鱼腥草解毒，藿香芳香，发表解暑、理气和中，缓解胃肠道不适；大黄通便泻火，红景天通脉平喘、益气活血。银翘散与麻杏石甘汤之义同用，卫气同治；加以一众解毒、和中、通便泄热、益气养阴之药味，表里双解、扭转病机、截断病势。临床症见流感热毒表现较盛（发热或高热、舌红苔黄腻）、胃肠道不适（呕吐、便秘）、咽痛头痛、肌肉疼痛等时，可选用连花清瘟胶囊，发病初期与中后期均适用。

疏风解毒胶囊，为OTC药物，功效为疏风清热、解毒利咽，成分为虎杖、连翘、板蓝根、柴胡、败酱草、马鞭草、芦根、甘草。临床中常用于急性上呼吸道感染属风热证者。症见：发热，恶风，咽痛，头痛，鼻塞，流浊涕，咳嗽等。疏风解毒组方最初来自湘西民间祖传秘方“祛毒散”，后经湖南医科大学及湖南医科大学附属第二医院重新组方，作为院内制剂适用，方中虎杖微苦微寒，具有利湿退黄、清热解毒、散瘀止痛、止咳化痰、泄热通便等作用，为君药，治疗肺热咳嗽，湿热郁滞少阳。连翘性凉，功能清热解毒、散结消肿，具有升浮宣散之力，为治风热要药，善清肺之风热；板蓝根味苦性寒，可深入营血，清热解毒、凉血利咽，二者共为臣药，表之热可清，内陷之毒可解。柴胡苦、辛、微寒，解表退热、条达肝气，可透散少阳半表半里之邪，和里解表。芦根甘寒，清降肺胃、生津止渴，清热而不伤正；马鞭草解毒清热、散瘀活血，更助清热解毒之效；败酱草辛散苦泄寒凉，可清热解毒，善除热结痈肿且归大肠经，肺与大肠相表里，大肠热清，大便得通，肺脏之热可解，共为佐药。甘草清热解毒、调和诸药，为使药。诸药合用共奏祛风清热解毒之功。诸药配伍，能直达上焦肺卫，祛风清热、解毒散结，切合病毒性上呼吸道感染风热证风热袭表、肺卫失宣、热毒结聚之病机，临床应用可迅速退热。

金花清感颗粒，为处方药物，功效为疏风宣肺、清热解毒。成分为金银花、石膏、蜜麻黄、炒苦杏仁、黄芩、连翘、浙贝母、知母、牛蒡子、青蒿、薄荷、甘草。金花清感颗粒脱胎于北京市中医药管理局为应对流感 H1N1 病毒流行，组织北京市内几家大型三甲中医医院权威专家研制的中药方剂——金花清感方。该方剂组成源自经方麻杏石甘汤及温病名方银翘散之合方，其中以金银花清热疏风、凉血解毒，以麻黄开表散邪，共为君药；以石膏清宣气分之热，以连翘清热解毒、消肿散结，解咽喉闭郁之热，共为臣药；佐杏仁以助麻黄宣降肺气，并以浙贝母止咳化痰，黄芩苦降余热，知母润燥生津，共奏理肺之功；最后青蒿疏散血分热邪，牛蒡子、薄荷辛凉疏解风热，甘草调和诸药，以治风热外袭、痰热内郁所致的症状，恰合病机。用于单纯型流行性感冒轻症，中医辨证属风热犯肺证者的治疗。症见：发热，头痛，全身酸痛，咽痛，咳嗽，恶风或恶寒，鼻塞流涕，舌质红，舌苔薄黄，脉数。

痰热清注射液，为处方药物，功效为清热、化痰、解毒，成分为黄芩、熊胆粉、山羊角、金银花、连翘。用于风温肺热病属痰热阻肺证者的治疗。症见：发热，咳嗽，咳痰不爽，口渴，舌红，苔黄等。可用于急性支气管炎、急性肺炎（早期）出现的上述症状。痰热清注射液是在“双黄连”“清开灵”两种清热解毒中成药药方的基础上优选而成的。处方中，黄芩为君药，有清热燥湿、泻火解毒、宣肺化痰之功效。熊胆粉、山羊角为臣药，共助君药清热解毒，熊胆粉味苦、性寒，能清热解毒、化痰解痉；山羊角味咸、性寒，临床上常作为羚羊角的代用品，具有清热、镇惊、明目、解毒等功效。金银花、连翘为佐药，取“银翘散”清热解表、透热转气之意，二者助清热解毒、宣肺化痰之功。全方五味相配，共奏清热解毒、化痰镇惊之功效。

热毒宁注射液，为处方药物，功效为清热、疏风、解毒，成分为青蒿、金银花、栀子。用于外感风热所致感冒、咳嗽。症见：高热，微恶风寒，头痛身痛，咳嗽，痰黄。方中君药青蒿性味苦寒，能清热凉血、透散肌表阴分风热邪毒及入里热邪；臣药金银花药用历史悠久，功善清热解毒，兼可透散表邪，协助君药青蒿以增强青蒿的清热及透散之功；佐药栀子具有清热、解毒、凉血和清泄心、肺、胃、三焦之火而除烦的功效，栀子尚有清热利湿的作用，可用于肝胆湿热郁结所致的黄疸、发热、小便短赤等。上述诸药合用，既能使风热之邪从表透解，又能使热毒邪气从内清泄，共奏清热解毒、疏风解表之功效。

喜炎平注射液，为处方药物，功效为清热解毒、止咳止痢，成分为穿心莲内酯总酯磺化物。常用于支气管炎、扁桃体炎、细菌性痢疾等。穿心莲苦、寒，归心、肺、大肠、膀胱经，清热解毒、凉血消肿，临床中常用于治疗感冒发热，咽喉肿痛，口舌生疮，顿咳劳嗽，泄泻痢疾，热淋涩痛，痈肿疮疡，毒蛇咬伤。

2. 现代药理研究与循证证据

连花清瘟胶囊具有广谱抗病毒作用，在抑制流感病毒方面，有实验显示其通过多环节发挥抗病毒作用、抑制甲型 H3N2 病毒有效率最高可达 80%，且预防用药抑制病毒增殖效果显著；在抗甲型 HIN1 流感病毒方面，体外实验也显示其有一定抗病毒作用，并且治疗指数高于西药磷酸奥司他韦。此外，连花清瘟胶囊亦具有抗新型冠状病毒、抗炎、免疫调节、抑菌等作用。连花清瘟胶囊的相关临床研究及基础研究数量较多、整体质量较好，通过数据库检索获得相关文献 896 篇，筛选后最终纳入符合研究要求的有 52 篇，meta 分析研究显示，连花清瘟组总有效率较常规西药组更高（$P < 0.05$），退热时间更短（$P < 0.05$）。

现代药理研究证明，疏风解毒胶囊具有一定的抗菌、抗病毒、抗炎作用，对甲型 H1N1 流感病毒有抑制作用。网络药理学研究显示，疏风解毒胶囊通过对一个复杂高度动态的分子靶点 – 通路 – 疾病网络进行作用发挥其多成分、多靶点、多途径的抗炎、免疫调节功能。数据库检索疏风解毒胶囊共检索得 248 篇研究，筛选后最终纳入 meta 分析的有 7 篇，结果显示疏风解毒胶囊组较常规西药有效率更高（$P < 0.05$）。

金花清感颗粒的化学成分主要有黄酮类、皂苷类、环烯醚萜类、木脂素类、有机酸类、挥发油类，共同发挥发汗解热、抗菌、抗病毒等功能，有研究显示其可以调节流感患者的免疫功能，降低流感患者的 C 反应蛋白、干扰素 – γ 水平。一项纳入 410 例患者的前瞻性随机对照多中心临床试验研究表明，金花清感方与磷酸奥司他韦疗效相当，该研究结果发表于《内科学年鉴》杂志，受到国际认可。另有临床研究显示，金花清感颗粒治疗流行性感冒风热犯肺证安全、有效，临床常规剂量为其适合剂量。以金花清感颗粒为关键词检索数据库共获得相关文献 62 篇，最终纳入 4 篇，meta 分析研究显示金花清感颗粒组较常规西药组退热时间更短（$P < 0.05$）。

痰热清注射液君药为黄芩，黄芩提取液的主要成分有黄芩苷、黄芩素、汉黄芩苷、汉黄芩素等。对伤寒杆菌、绿脓杆菌、百日咳杆菌、葡萄球菌、链球菌、肺炎双球菌等有抑制作用；对流感病毒等多种致病病毒亦有抑制作用。中药指纹图谱示其主要成分有黄芩苷、熊去氧胆酸、山羊角水解物、绿原酸、异绿原酸等。其主要药理作用有抑菌、抗病毒、抗炎及清热、解毒、祛痰、镇咳等，实验药理学研究显示其对呼吸道致病菌和流感病毒均有抑制作用。痰热清注射液相关研究数量较多，通过数据库检索获得 1349 篇研究，最终纳入研究 8 篇。meta 分析结果显示，痰热清组较常规西药组总有效率更高（$P < 0.05$）、退热时间缩短（$P < 0.05$）。但在临床中，关于痰热清注射液不良反应的报告也有不少，应用时应当注意。

热毒宁注射液中的化学成分主要包括环烯醚萜类、木脂素类、香豆素类、倍半萜类、黄酮类、咖啡酰奎宁酸类、酚酸类及其他成分。君药青蒿含倍半萜内酯、黄酮类、香豆类挥发成分（青蒿酮），具有抗菌、抗病毒、解热、抗炎、镇痛及提高免疫力作用，青蒿还具有免疫抑制和细胞免疫促进作用。热毒宁注射液具有明显的抗病毒、抗菌作用，对多种呼吸道病毒株培养细胞病变均有明显的抑制作用，对多种细菌菌株的生长亦有一定的抑制作用，有较好的抗炎、解热功效。以热毒宁注射液为关键词在数据库检索共检索到文献 734 篇，最终纳入研究 11 篇，meta 分析结果显示热毒宁组退热时间较常规西药组明显缩短（$P < 0.05$）。使用注意事项：本品不宜与其他药物在同一容器内混合使用，与青霉素类、氨基苷类和大环内酯类等药物配伍使用时可产生混浊或沉淀。

喜炎平注射液的成分为水溶性穿心莲内酯总酯磺化物，主要包括穿心莲内酯、异穿心莲内酯、新穿心莲内酯、去氧穿心莲内酯、脱水穿心莲内酯及穿心莲宁等。有研究显示，喜炎平被人体内的腺苷激酶磷酸化后，可对体内病毒的聚合与复制产生抑制作用，从而控制病毒的增殖。喜炎平注射液是由多种中药制成的注射液，成分复杂，可能引起过敏反应，尤其是与其他药物配伍应用会增加药物之间的相互作用。因此，应尽量减少联合用药，并需要采取措施积极预防不良反应的发生。其用药途径包括肌内注射、静脉滴注、雾化吸入、局部穿刺等多种方法，有研究显示，喜炎平肌内注射给药所致不良反应发生率远小于静脉注射的发生率，因而在选择用药方式上，首先需考虑肌内注射给药。以喜炎平注射液为关键词在数据库中检索，共检索到文献1009篇，最终纳入8篇，meta分析结果显示喜炎平治疗组较常规西药对照组总有效率更高（$P < 0.05$），退热时间更短（$P < 0.05$）。

3. 流感中的应用阶段和原因

（1）口服中成药的辨证使用（连花清瘟胶囊、疏风解毒胶囊、金花清感颗粒）

《指南》纳入的3个口服中成药品种各有特点，在临床应用过程中需依据其配伍和特点加以鉴别，以更好地发挥治疗作用。金花清感颗粒兼有疏风宣肺和清热解毒功效，在患者肺卫之气郁闭严重，出现恶寒、一身关节疼痛、咳嗽有痰、鼻塞流涕，同时兼有热毒蕴于上焦，伴见咽红咽痛、发热口渴时使用。相比之下，疏风解毒颗粒解表宣肺之力稍弱，而清解热毒之力更强，对上焦热盛，症见发热口渴较甚、咽痛、淋巴结痛、鼻塞流涕稠浊、咳嗽咳吐浓痰，而表证较轻，稍见恶风头痛者适用。连花清瘟胶囊所见之证，表闭之重不得有汗，热势鸱张不独在表，内热耗液累及肠腑，往往出现高热、恶寒、肌肉酸痛、头身疼痛、咽干咽痛等表热重症，并见便秘、口渴、舌黄苔燥等内热津亏征象，在开表、清解之外，别开泻下导热一途，表里双解而奏功。

总的来说，中成药制剂使用方便、价格低廉，但对个体证型的针对性不及汤药，故适用于流感症状较轻、证型对应较优的患者。而对于症状严重无法自行服药、在上述适应证外出现其他情况，或热盛津伤严重需要及时补液的患者，则推荐赴医院进行更加系统化、针对化的诊疗。

（2）注射液慎重使用（痰热清注射液、热毒宁注射液、喜炎平注射液）

静脉注射液适用于住院或者急诊留观的患者——其病情相对较重，同时机体需要补液等支持。喜炎平注射液的成分较为单一，即从穿心莲中所提取的单体成分，故其适应证也较为明确，主要针对营分热盛，发挥清热凉血解毒作用。对于流感，主要是气分热盛向营热转变，症见发热、心烦、夜寐不安、口渴或不渴、舌色转绛、脉中空虚，而恶寒、头身疼痛等表证不明显的患者。热毒宁注射液由青蒿、金银花、栀子组成，兼有清热解毒与疏风散邪之能，对热毒壅盛而表征仍存者（患者恶寒怕冷、脉浮）较为适宜。痰热清注射液在热毒之外，更兼顾热盛炼液成痰这一病理产物，而痰热搏结，不仅可以壅滞于肺，而出现咳嗽、咳吐浓痰、咽喉不利等上焦症状，也可扰动心神，伴发惊厥、抽搐，因此当患者素体痰热较盛，或在患病过程中出现痰热征象时，使用此剂更为适宜。

近年来，在临床中使用中药注射液而出现不良反应的案例较多。这一状况的出现，一方面由于医生在使用中药注射液时不明药性、不加辨证，另一方面也由于忽视对患者过敏史筛查而草率用药。部分中药注射液中的大分子蛋白物质、与其他药物联用后产生的微粒物质等，对部分患者而言存在潜在过敏风险，在使用时尤当谨慎，一旦出现寒战、皮疹、休克等症状，须第一时间停药。在建立健全中成药不良反应检测和报告机制、规范中成药临床应用的同时，临床一线医师也应意识到，相比于口服中成药和中药汤剂，中药注射液起效更快、补液更迅速，对热病重症和津液损耗较为严重的患者更适宜，临床使用中不可因噎废食，当以用对、用好、治愈患者为目标。

四、中医外治法治疗流感的研究进展

中医外治法是指通过药物、器械、手法等作用于患者体外的治疗技术与方法，包括针刺、艾灸、拔罐、按摩、足浴等。中医外治法在流感的治疗中亦发挥着重要作用，《指南》中虽未涉及，但因其起效快、疗效显著、操作简易，特将中医外治法治疗流感的研究进展总结于此，为流感的中医临床治疗拓宽思路。

1. 针刺疗法

流感为时行邪气侵犯肺卫，针对流感的治疗重在祛邪解表。在选择针刺穴位时，一般以手太阴、手阳明、足太阳经及督脉穴位为主，可选列缺、合谷、大椎、风池、太阳、曲池等穴位。耳针法亦可考虑，在肺、内鼻、下屏尖、额、咽喉等穴位处加中、强刺激。郎伯旭等发现对于感染甲型 H1N1 病毒的患者，针刺曲池、外关、合谷、尺泽等穴位，能够明显缩短发热、咽痛、咳嗽等症状的平均缓解时间。胡厚君等选取大椎、天突穴治疗流感，大椎穴通调阴阳、补虚退热，天突穴宣肺止咳、清音利咽，治疗有效率值得肯定。特殊针刺法对于流感的治疗亦有效用。邓晓敏等应用阳中隐阴针刺法治疗流感。取曲池、太冲穴，先针入 5 分，得气后紧按慢提 9 次，再深入 5 分，得气后紧提慢按 6 次，针毕不留针。阳中隐阴针刺法能够有效停止流感过程中出现的寒战发作，同时辅助退热。

2. 放血疗法

刺络放血，或刺络后结合拔罐，对于流感的治疗均具有不错的效果。穴位选择可以考虑大椎、尺泽、耳尖、少商。在消毒后用三棱针或无菌注射器针头点刺，使其自然出血，或在点刺部位拔火罐，留罐15分钟左右。王静凛发现对于小儿流感，大椎穴刺络拔罐疗法能够有效降低流感过程中体温的反弹高峰值，减少发热次数。刘洋等将口服中药与大椎穴拔罐放血相结合，发现此种疗法可明显缩短体温恢复正常的时间，缓解咳嗽、口渴、四肢酸痛等症状，降低炎症水平，提高流感病毒核酸转阴率。亦可不拘于特定的穴位，王荣选取静脉血管充盈部位快速点刺，观察到色深暗的血液流出，直至流出正常颜色血液后停止放血。放血后患者咳嗽随之减轻，起效迅速，疗效显著。夏琼将针灸、刺络放血与走罐相结合，针刺部位选择风池、曲池、合谷、鼻通、印堂、风门、肺俞、足三里等，走罐位置为大椎至命门及两侧膀胱经区域，刺络放血选在大椎穴进行。多种中医外治法结合的治疗总有效率高，且对风寒夹湿、风热夹湿、热毒壅滞等不同证候的流感都能起效。

3. 穴位贴敷疗法

中药穴位贴敷是指将中药研成粉末，制成贴敷制剂，贴于特定穴位以起到治疗效果。张奕颖等选取大椎、曲池、肺俞，以葛根20g，柴胡15g，荆芥10g，冰片6g，研为细末，蜂蜜调匀后外敷，4小时1次。此种方法能够改善轻症流感患者的临床症状。田志伟研究小儿外感发热，对于风寒束表的患儿可用退热贴1号：赤小豆、细辛、白芷、川椒、川芎等，贴于大椎穴，8小时1次；对于胃肠积热的患儿可用退热贴2号：栀子，贴于神阙穴，12小时1次。退热贴能够明显缓解临床症状，使患者体温平稳下降，退热效果持久。刘静茹将麻黄 10g，白芥子 10g，细辛 10g，肉桂 5g，与姜汁制成敷贴，贴于流感患儿的大椎、风门、天突、肺俞等穴位，发现其能缓解患儿的临床症状，提高免疫水平，加速肺部炎症的吸收。郝欧美与刘双等更是对穴位贴敷疗法的机制进行深入研究，发现由大黄、黄芩、大蒜泥制成的清肺通络膏，能够减轻流感病毒感染肺炎大鼠的肺组织炎症损伤，减少病毒复制，其作用机制可能与 P38/JNK MAPK 信号通路和 ERK/NF-κB 信号通路相关。

4. 温灸刮痧疗法

温灸刮痧疗法是将艾灸与刮痧疗法相结合，在刮痧的同时通过艾的温热和药力作用刺激相关穴位，以起到温经散寒、祛邪扶正的作用。操作时需准备艾条与专用的温灸刮痧罐，将艾条固定在温灸刮痧罐内之后点燃，待陶瓷罐温热之后，以罐的边缘与皮肤呈 45° 角接触涂抹刮痧油的皮肤，沿经络走向进行直线或弧线刮拭。操作时罐口紧贴皮肤，力度由轻到重；单向进行，不可往返刮拭；不强求出痧，以患者感到温热但不烫伤皮肤为宜，每日 1 次。操作完毕后叮嘱患者多饮水，避风寒，清淡饮食，根据出痧情况调整沐浴时间。胡亚丹选取风池、大椎、肺俞、曲池等穴位，每个穴位操作 5 ～ 10 分钟。温灸刮痧法治疗乙型流感，能够有效缓解发热、咽喉肿痛、全身酸痛、乏力、咳嗽咳痰等临床症状。何晓萍选取大椎、肺俞、肩井穴进行温灸刮痧治疗，发现其可改善甲型流感患者的临床症状，预防流感过程中咳嗽的出现，并能提高病毒抗原转阴率。

5. 灌肠疗法

中药灌肠疗法，通过直肠给药，避免了肝脏的首过效应，且药物不受肠道pH值的影响，吸收性好，同时还克服了小儿服药困难的问题。药物的选择可根据流感患者的临床证候施方用药。张静等应用大青龙汤加减灌肠治疗甲型流感(外寒内热型)，发现此法泄热通便、肃降肺气，能够明显缓解咳喘、发热、流涕等肺系症状，同时缩短疗程，减少用药副作用。王叶芳等应用银翘散加减，药物组成：金银花10g，连翘15g，桔梗10g，牛蒡子10g，芦根10g，薄荷10g(后下)，生石膏20g(先煎)，玄参10g，淡豆豉10g，前胡10g，荆芥10g，蝉蜕10g，僵蚕6g，射干6g，葛根10g，甘草3g。浓煎后灌肠，保留10分钟。银翘散加减灌肠疗法可明显改善乙型流感患儿的临床症状，缩短症状持续时间。李琴园应用加味大柴胡汤灌肠治疗小儿外感发热，药物组成：柴胡10g，黄芩7.5g，白芍7.5g，清半夏7.5g，枳实3g，大黄3g，六神曲7.5g，大青叶7.5g，桑叶10g，大枣4枚，生姜5g。此法退热效果确切。

6. 药物熏洗疗法

药物熏洗是在中药煎煮之后，利用蒸汽熏蒸，或药液淋洗、浸浴全身或局部患处，从而起到治疗和预防疾病作用的方法。对于流感的治疗，可选用青蒿15g，香薷15g，荆芥15g，艾叶10g煎煮，水温降至40～42℃时进行足浴，药液没过三阴交，足浴10分钟作用。侯元婕等发现中药足浴疗法治疗甲型流感疗效确切，能够有效改善临床症状，缩短症状的缓解时间。万瑞等发现中药足浴疗法能够明显降低血清炎症因子水平，缩短甲型流感病程。吴艾莎则发现此疗法可提高呼吸道黏膜免疫功能及甲型流感的核酸转阴率。

中医外治法治疗流感疗效确切，临床接受度高，安全性好。在应用时可根据实际情况单独应用外治法，或口服药物与外治法并行，或多种外治法组合应用。需要注意的是，中医外治法，依然遵循中医治则治法，需辨别证候的虚实。流感初期，邪盛正不虚，治疗上可选择泻法针刺、放血等疗法。而到了流感后期，或是针对老年患者等正气虚衰的人群，则应当调整泻法的应用，而考虑温灸刮痧等偏补益的治法。最后，当前对于中医外治法的研究还在发展阶段，虽然很多外治法对于甲型流感和乙型流感能够发挥作用，但尚未出现针对不同流感病毒亚型的中医外治法应用总结。

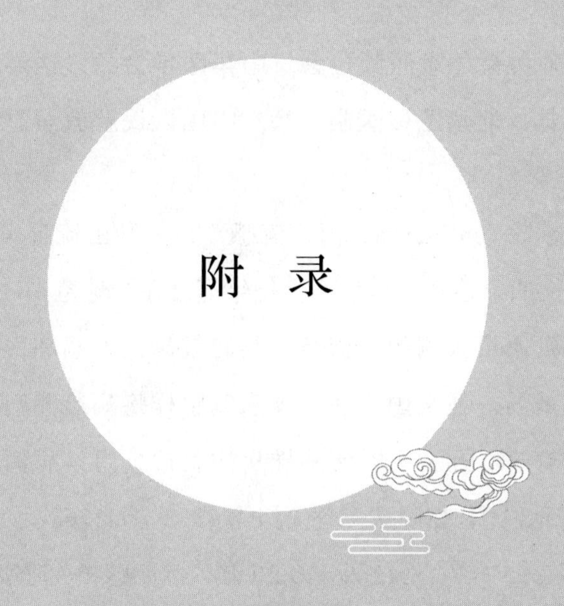

附 录

成人流行性感冒诊疗规范急诊专家共识（2022 版）

中国医师协会急诊医师分会，中华医学会急诊医学分会，中国急诊专科医联体，北京急诊医学学会，中国人民解放军急救医学专业委员会。

流行性感冒（influenza，简称流感）是一种由流感病毒引起的、具有高度传染性的急性呼吸道疾病，每年都会在全球范围内引起季节性疫情，并能引发不可预测的大流行，具有较高的发病率，对人类健康构成了巨大的威胁。在我国，基于国家流感样疾病监测哨点医院的数据估计，每年有 340 万病例因流感样疾病就诊，门诊病例总经济负担为 464 ～ 1320 元 / 例，住院病例总负担为 9832 ～ 25768 元 / 例，平均每年约有 8.81 万（95%*CI*：8.42 万～ 9.20 万）例流感相关呼吸系统疾病导致死亡，占呼吸系统疾病死亡病例的 8.2%（95%*CI*：7.8% ～ 9.6%）。

《中国成人流行性感冒诊疗规范急诊专家共识》于 2019 年发表，至今 3 年余。2022 年中国医师协会急诊医师分会、中华医学会急诊医学分会、中国急诊专科医联体和北京急诊医学学会等组织国内急诊领域专家对共识进行了更新：①推荐使用 PICO-65 标准早期识别流感潜在重症化高危人群；②更新了抗流感病毒药物；③鉴于抗流感病毒的中药或中成药具有多靶点、耐药性低和退热效果佳等特点，因此增加了中药抗流感病毒的临床应用策略与方案；④规范疫苗接种策略，强调疫苗在预防流感中的重要作用。

本共识英文文献检索以 Pubmed、MEDLINE 和 Cochrane 数据库为基础，检索词“influenza”“influenza virus”“human avian influenza” “viral pneumonia”“influenza-associated acute respiratory distress syndrome”与“ED（emergency department）”，以 AND、OR 进行组合。中文文献检索以中国知网、万方数据知识服务平台、维普数据库为基础，使用“季节性流感”“高致病性禽流感”“流感病毒”“病毒性肺炎”进行补充检索。排除动物实验研究，以及与不相关的研究。根据证据质量，结合风险利弊、结论可推广性、适宜性和资源利用等方面，本共识采用推荐分级的评估、制订与评价（grading of recommendations assessment, development and evaluation，GRADE）工作组制订的证据质量分级和推荐强度标准确定推荐意见和等级。见附表 1。

附表 1　本共识推荐内容证据等级与推荐等级说明

等级	说明
证据等级	
Ⅰ（高等级）	高质量的随机对照临床研究（RCT）、权威指南及高质量系统综述和 meta 分析
Ⅱ（中等级）	有一定研究局限性的 RCT 研究（如无隐藏分组、未设盲、未报告失访）、队列研究、病例系列研究及病例对照研究
Ⅲ（低等级）	病例报道、专家意见
推荐等级	
A（强推荐）	该方案大多数患者、医生和政策制定者都会采纳
B（中度推荐）	该方案多数人会采纳，但仍有部分人不采纳，要结合患者具体情况做出体现其价值观和意愿的决定
C（弱推荐）	证据不足，需要患者、医生和政策制定者共同讨论决定

1. 病原学

1.1 形态与结构

流感病毒是一种包膜病毒，属于正黏病毒科，由节段性、单股、负链核糖核酸（-ssRNA）基因组组成，能够附着在宿主细胞表面糖蛋白上。流感病毒的结构从内到外由核心、衣壳和包膜组成，包膜分为内、外两层。内层为基质蛋白（M1），外层为脂质双层，镶嵌有两种突出表面的重要糖蛋白：柱状的血凝素（hemagglutinin，HA）和蘑菇状的神经氨酸酶（neuraminidase，NA），两者数量之比为 4∶1 ～ 5∶1，在感染的发病机制中起关键作用。

1.2 分型与特点

流感病毒依据核蛋白和基质蛋白 M1 抗原性的不同，分为甲（A）、乙（B）、丙（C）和丁（D）四型，其特点见附表 2。

附表 2　流感病毒病原学分型与特点

<table>
<tr><th>分型</th><th colspan="2">特点</th></tr>
<tr><td rowspan="2">甲（A）</td><td>HA 亚型 H1 ～ H18</td><td>H1N1 和 H3N2 是目前人类主要的季节性流感毒株</td></tr>
<tr><td>NA 亚型 N1 ～ N11</td><td>禽流感病毒属于甲型流感病毒，对人类健康的主要威胁是 H5N1 和 H7N9</td></tr>
<tr><td>乙（B）</td><td></td><td>在人群中可造成季节性流行</td></tr>
<tr><td>丙（C）</td><td></td><td>在人类中只引起轻微的呼吸道疾病</td></tr>
<tr><td>丁（D）</td><td></td><td>尚未发现对人类具有致病性</td></tr>
</table>

2. 流行病学

流感病毒的季节性传播因地理位置、人口规模和不同气候区域而不同。我国大陆地域辽阔，流感流行呈现高度多样化。高纬度地区本病特点是每年冬季流行、时间短、强度大，而中低纬度地区本病呈现半年或全年周期性流行。

2.1 传染源

流感确诊病例和隐性感染病例是主要传染源，被感染的禽类动物也可能是一种传染源。健康成人感染季节性流感病毒，潜伏期 1 ～ 3 天。鼻咽分泌物中的病毒一般在症状出现前 24 小时开始排出，在发病后 2 ～ 3 天达到高峰，5 ～ 7 天下降，感染 H5N1/H7N9 禽流感时排毒时间可达 1 ～ 3 周，免疫功能低下人群，病毒可能会在呼吸道持续存在数周或数月。

2.2 传播途径

呼吸道分泌物飞沫传播、直接或间接接触传播和微小颗粒传播。

2.3 易感人群

人群普遍易感，患病后短期内有一定免疫力。由于流感病毒常常发生变异，故可反复感染。

推荐意见 1：流感多在冬春季发病，因地域差异亦可全年发病。

3. 病理生理

病理生理主要表现为呼吸道纤毛上皮细胞呈簇状变性坏死、溶解和脱落，上皮细胞化生，固有层黏膜充血、水肿及单核细胞浸润等。重症病例肺部病理改变基本相似，常表现为急性弥漫性肺泡损伤伴急性间质性肺炎，气管支气管和肺泡上皮不同程度地坏死脱落，肺组织内中性粒细胞、淋巴细胞和单核细胞浸润，广泛微血栓和血栓形成，透明膜形成。随着病程发展，肺组织纤维化形成，细支气管及肺泡上皮增生，鳞状上皮化生，并且鳞状上皮化生的肺泡位于细支气管周围，呈灶状分布。并发脑病时表现为脑内血管阻塞、微血栓形成、血管周围出血和水肿，尤其以脑中线区深部核团、脑干部位显著。并发心脏损害时可出现心肌细胞肿胀、间质出血、淋巴细胞浸润、坏死等炎症反应。

4. 临床特点

4.1 流感

4.1.1 季节性流感

季节性流感主要由甲型 H1N1、H3N2 和乙型流感病毒感染引起。潜伏期多为 1 ～ 3 天。典型的临床特征为急骤起病，出现高热、头痛、全身肌肉酸痛、乏力和轻度呼吸道症状。体温常在数小时至 24 小时内达高峰，可达 39 ～ 40℃，甚至更高或伴有寒战，可伴有干咳、鼻塞、流涕等呼吸道症状。部分病例可伴有眼结膜充血、胸骨后不适，以及呕吐、腹痛、腹泻或便秘等胃肠道症状。无并发症者病程多呈自限性，3 ～ 4 天后体温逐渐消退，全身症状好转，但咳嗽和疲倦感可迁延多日，恢复常需 1 ～ 2 周。

重症病例常进展迅速，主要表现为肺炎、急性呼吸窘迫综合征（acute respiratory distress syndrome，ARDS）、急性肾损伤、脓毒性休克和多器官功能障碍综合征（multiple organ dysfunction syndrome，MODS）。肺炎是流感最常见的并发症，分为流感病毒性肺炎、继发性细菌性肺炎或混合性肺炎。一般在病程第 2 ～ 4 天之后出现，或治疗后病情短暂好转，又重新出现发热、咳嗽、咳脓痰、呼吸困难等症状，肺部有湿性啰音及肺实变体征；继发院内感染时病死率显著增加。流感可导致慢性基础疾病（如心力衰竭、心肌梗死、脑卒中、糖尿病、慢性阻塞性肺疾病、哮喘、肝肾功能异常）急性加重。与健康同龄人群相比，有慢性基础疾病的患者感染流感后病情更重，死亡风险是健康人群的 11.3 倍。

特殊人群：妊娠或产后 4 周内女性感染流感病毒后容易发展为重症，出现肺内肺外严重并发症，发生机制主要与 Th2 细胞参与的严重全身炎症反应有关。临床表现有高热、咳嗽咳痰、咳血性痰、气促、胸闷等症状，可伴有腹痛、阴道出血等。孕中晚期病例易发生肺炎，可迅速出现呼吸困难、ARDS、呼吸衰竭，甚至 MODS，病死率较高。研究表明，早、中、晚期孕妇感染流感入院率分别为非妊娠女性的 2.9 倍、3.4 倍及 7.9 倍，不良妊娠结局有流产、早产、胎儿窘迫及胎死宫内等。

实验室检查：外周血白细胞计数一般正常或降低。重症流感病例淋巴细胞计数可明显降低（$< 800 \times 10^3$/L），且随着淋巴细胞减少而院内感染发生率相应增加，是继发院内感染的独立危险因素。部分病例可见肌酸激酶、天门冬氨酸氨基转移酶、丙氨酸氨基转移酶、乳酸脱氢酶等升高。合并细菌感染时外周血白细胞和中性粒细胞显著增多。

流感合并细菌感染，病原菌以肺炎链球菌、金黄色葡萄球菌及流感嗜血杆菌等为主；合并非典型病原体感染时，病原菌常包括衣原体、支原体、嗜肺军团菌、真菌及其他病毒（鼻病毒、冠状病毒、呼吸道合胞病毒、副流感病毒）；重症病例肺组织或分泌物标本培养病毒滴度高。

推荐意见 2：流感患者常有发热、肌肉疼痛、头痛、倦怠等全身症状，而咽痛、流涕和鼻塞等局部症状轻微。流感病毒引发多种并发症，并加重慢性基础疾病。（证据等级Ⅱ，推荐强度 B）

4.1.2 人禽流感（human avian influenza，HAI）

人禽流感是指人接触禽流感病毒污染的排泄物或分泌物而感染并出

现以呼吸道感染、黏膜充血等症状为主要表现的人禽共患疾病。甲型H5N1、H5N6和部分H7N9禽流感病毒感染人体后多引起重症肺炎，称为高致病性禽流感。

（1）甲型H5N1禽流感

甲型H5N1禽流感潜伏期在1周以内。发病初期为流感样症状，体温38.0℃以上，伴有咳嗽咳痰，可为血性痰。重症病例短时间内迅速进展成ARDS、急性呼吸衰竭，可并发心力衰竭，病死率高。少数病例出现烦躁、谵妄等精神神经症状。实验室检查：大部分病例有淋巴细胞减少、血小板减少和转氨酶升高，重症病例可见白细胞明显降低。病理研究结果表明，H5N1病毒可通过胎盘屏障感染胎儿，并可在胎儿肺内大量复制。

（2）甲型H7N9禽流感

甲型H7N9禽流感主要发生于我国冬春两季，各年龄段均可发病，多为男性，多伴有基础疾病。部分病例有明确的活禽接触史。潜伏期平均为5天。临床特征为发热、畏寒、咳嗽、肌肉酸痛、气短、胸闷、恶心等。重症病例发展迅速，多在病程第3～7天发展成重症肺炎，伴有持续高热、咳血痰和呼吸困难，常快速进展为ARDS、脓毒性休克和MODS。实验室检查：早期外周血白细胞总数一般不高或降低，重症病例可见淋巴细胞和血小板减少。血生化检查可见乳酸脱氢酶、肌酸激酶、天门冬氨酸氨基转移酶、丙氨酸氨基转移酶、肌红蛋白升高。继发细菌感染时以革兰氏染色阴性杆菌（鲍曼不动杆菌和肺炎克雷伯杆菌）为主，且存在侵袭性曲霉菌感染风险。

4.2 肺部影像学

流感性肺炎病变广泛、多发、多样，初期为支气管血管周围、胸膜下实变影及磨玻璃影；动态变化快，可迅速进展为弥漫性病变。感染高致病性禽流感 H5N1 流感病毒、H7N9 流感病毒，肺部影像学主要表现为双肺弥漫性浸润影。疾病早期（发病 3 天左右）可见单个肺段或肺叶内局限性片状高密度影，呈肺实变或多发磨玻璃样改变。短期内可进展为大片状或融合斑片状影，其间见“支气管充气征”，累及多个肺叶或肺段，严重时呈“白肺”样改变。发生 ARDS 时，肺部广泛受累。病情好转后，肺内病灶 2 周左右开始逐渐吸收，大部分炎症影吸收较快。部分病例在疾病后期出现肺间质改变或纤维化，表现为网格状、小叶间隔增厚及纤维索条影。

推荐意见 3：流感患者出现肺部影像学表现，往往提示病情危重，需住院治疗或监护病房救治。不同亚型的流感病毒感染，其肺部影像学表现不具备特异性，病变程度和范围与病情严重程度相关。（证据等级Ⅱ，推荐强度 B）

4.3 重症流感肺外并发症

4.3.1 神经系统并发症

与流感相关的神经系统表现有流感相关性脑病、瑞氏综合征、吉兰 – 巴雷综合征、横断性脊髓炎、脑脊髓炎、无菌性脑膜炎和脑炎等，发病机制不明确。流感相关性脑病是指急性流感过程中伴随中枢神经系统功能障碍的一种临床综合征，包括急性坏死性脑病、急性脑病伴双相性癫痫发作和脑炎 / 脑病伴可逆性胼胝病变。依据症状出现的时间分为急性、亚急性或晚期；发病男性多于女性，儿童比成人多见。临床表现多样，有发热、惊厥、癫痫发作、意识障碍、头痛、定向障碍、行为迟缓、震颤、言语表达不清、失语症、视力障碍等。可见血小板减少和凝血功能异常，60% 病例脑电图显示为全面性或弥散性慢活动，90% 病例脑脊液检查细胞数和蛋白含量正常，9%～16%病例脑脊液PCR或培养可见流感病毒。脑磁共振成像检查未见明显异常的病例预后相对良好。急性坏死性脑病影像学主要特征：①对称性、多灶性脑损害，以双侧丘脑受累为特征，基底核、脑干均可受累。脑磁共振成像呈长T_1、T_2信号，弥散加权成像显示中央弥散受限的多发坏死灶。②弥散性脑皮质受累和弥散性脑水肿。

4.3.2 心血管并发症

心血管并发症主要有急性心力衰竭、急性缺血性心脏病、急性心肌炎，多在病毒感染后4～7天出现，严重者出现急性暴发性心肌炎。查体可见与发热不相称的窦性心动过速及心脏扩大、肝肿大等充血性心力衰竭体征，以及严重的心律失常。部分病例临床症状隐匿，直至发展为扩张型心肌病。近年来屡有乙型流感病毒导致急性心肌炎、暴发性心肌炎的病例报道。

4.3.3 噬血细胞性淋巴组织细胞增多症（haemophagocytic lympho-histiocytosis，HLH）

HLH又称为噬血细胞综合征，是淋巴细胞和巨噬细胞过度活化导致炎症反应失调而引起的高细胞因子血症，可危及生命。临床症状和体征具有非特异性，表现为长期高热、肝脾肿大和全血细胞减少，可见肝功能异常、神经系统症状（如癫痫发作、脑膜炎、意识障碍）、皮疹、肺功能下降和淋巴结肿大等。HLH临床诊断参照ASH-2009诊断标准。HLH发作的中位时间为23天，病死率高达89%，死亡原因为难治性休克和MODS。

4.3.4 其他

急性肾损伤、急性肾小球肾炎、微小病变和急性肾小管间质性肾炎；肌炎及横纹肌溶解综合征；弥散性血管内凝血，罕见有中毒型流感。

5. 病原学检测

主要的病原学检测方法有病毒抗原检测、病毒核酸检测、病毒分离和血清学检测。

5.1 标本采集

从患者的呼吸道采样是识别流感病毒感染最常用的方法。已用于临床检测的样本，包括鼻咽拭子、口咽拭子、鼻清洗液和鼻吸液、肺泡灌洗液。来自鼻咽的样本被认为对病毒检测具有最高的敏感度，但获得这些样本可能对患者造成不适，需要采集人员经过专门培训。

鼻咽拭子和鼻咽抽吸物是最佳的流感检测样本。鼻咽拭子采样时插入深度等于从鼻孔到耳垂的距离（鼻根长度），或直到鼻咽（深度约14cm）；前鼻拭子采样是对中鼻甲或前鼻孔进行取样，深度≥5cm；鼻抽吸是指在黏液收集器中收集鼻腔抽吸黏液。成人的鼻咽抽吸物和鼻咽拭子的样本敏感度高于口咽拭子。有研究发现，口咽拭子和前鼻拭子联合使用与单一鼻咽样本的敏感度相当，同时患者接受程度较高。肺泡灌洗液样本对病毒检测具有较高的敏感度和特异度。

5.2 检测方法

5.2.1 病毒核酸检测

病毒核酸检测用于早期诊断，采用逆转录PCR或实时荧光定量PCR检测标本中的流感病毒核酸，特异性和敏感性极高，并能快速区分病毒类型和亚型，一般在4～6小时内获得结果。病毒核酸检测比抗体检测或病毒培养更敏感、更快捷，已经成为流感病毒流行病学研究和临床诊断测试的主要检测方法。

5.2.2 病毒抗原检测

快速抗原检测主要是针对流感病毒抗原免疫测定。快速抗原检测灵敏度为50%～70%，特异度为90%～95%。与PCR核酸检测相比，快速抗原检测灵敏度相对较差。快速抗原检测存在着灵敏度和特异度不一致的问题，并且不能区分甲型流感病毒亚型，但简单快捷是它能够做到即时检验及可家庭使用的优势。

5.2.3 血清学检测

使用血清学诊断技术诊断流感，例如血凝抑制试验、酶免疫试验、补体固定和中和试验。检测流感抗体仍然是传统的流感诊断方法。动态检测急性期和恢复期双份血清流感病毒特异性IgM和IgG抗体滴度，恢复期血清IgG抗体滴度较急性期有4倍或以上升高时有回顾性诊断意义，对早期诊断帮助不大。

5.2.4 病毒分离

尽管病毒培养需要时间，但是多年来毒株分离培养一直是确诊流感病毒的金标准之一，病毒培养需要10～14天。

推荐意见4：首选上呼吸道鼻咽样本进行RT-PCR检测流感病毒核酸。在条件允许的情况下，推荐不同的检测方法组合应用。（证据等级II，推荐强度B）

6. 流感的急诊诊断与鉴别诊断（附图 1）

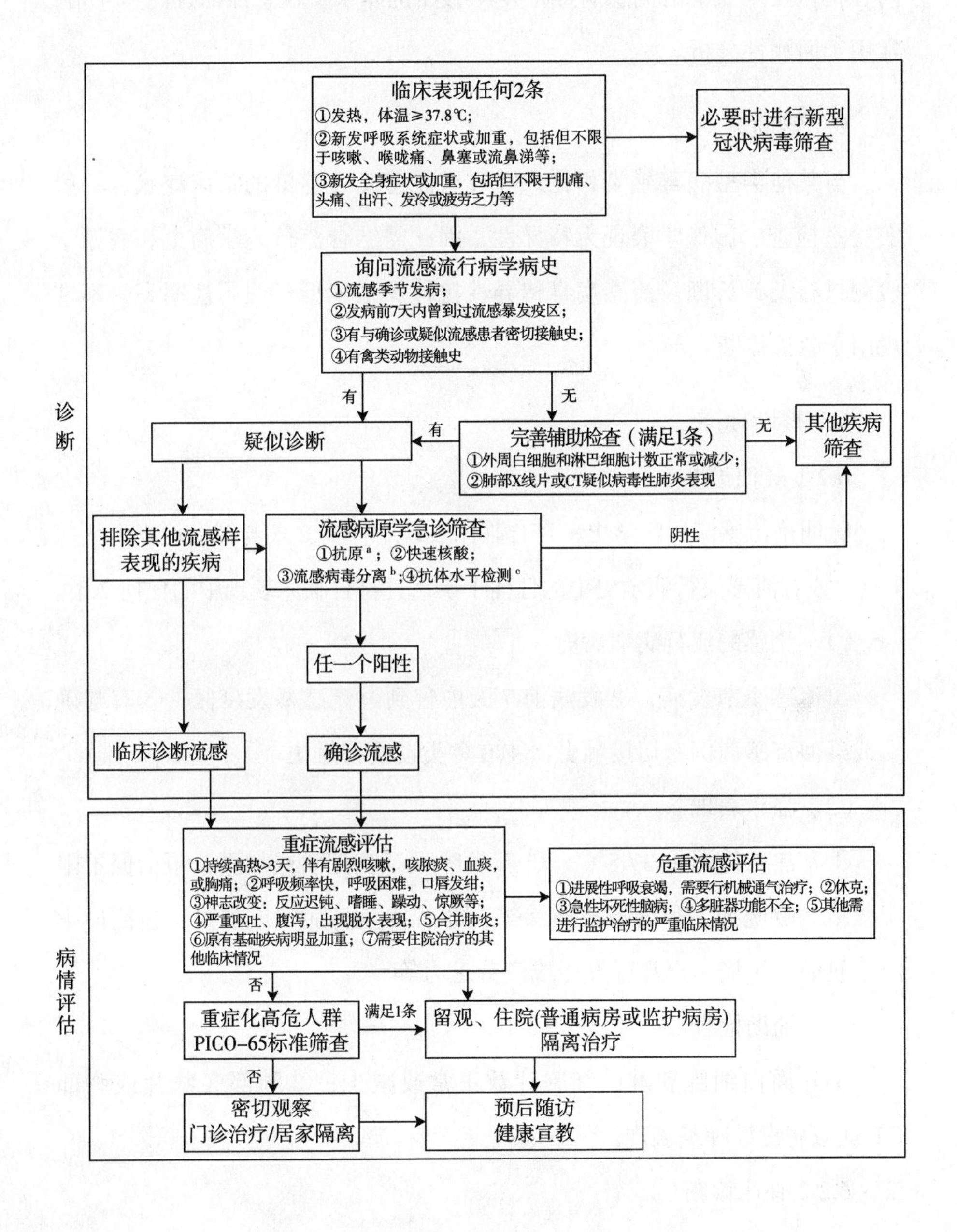

附图 1　流感急诊诊断与病情评估流程

[a] 抗原阴性不能完全排除流感；[b] 流感病毒分离一般不作为急诊诊断内容；[c] 恢复期血清的流感病毒特异性 IgG 抗体水平较急性期升高≥ 4 倍，常用于回顾性分析。

6.1 诊断原则

与其他类型病毒感染相比，呼吸道流感病毒感染的临床症状、一般实验室检查、影像学表现无特异性，因此需结合流行病学病史和病原学检测进行急诊诊断。流感病毒特异性抗体灵敏度低、假阴性率高，不常规用于急诊诊断。

6.2 诊断标准

6.2.1 疑似诊断

无明确流感流行病学史，符合临床表现中任何 2 条与辅助检查中任何 1 条；或有流感流行病学史中的任何 1 条，且符合临床表现中的任何 2 条。

（1）流感的流行病学病史

①流感季节发病；②发病前 7 天内曾到过流感暴发疫区；③有与确诊或疑似流感病例密切接触史；④有禽类动物接触史。

（2）临床表现

①发热，体温≥ 37.8℃；②新发呼吸系统症状或加重，包括但不限于咳嗽、喉咙痛、鼻塞或流鼻涕等；③新发全身症状或加重，包括但不限于肌痛、头痛、出汗、发冷或疲劳乏力等。

（3）辅助检查

①外周白细胞和淋巴细胞计数正常或减少；②肺部 X 线片或胸部 CT 疑似病毒性肺炎表现。

6.2.2 临床诊断

疑似诊断病例，排除其他导致流感样表现的疾病，可做出临床诊断。

6.2.3 确诊

疑似和临床诊断病例，须积极进行病原学筛查，满足以下任何 1 条，即可确诊。①流感病毒抗原检测阳性；②流感病毒核酸检测阳性；③流感病毒分离培养阳性；④恢复期血清的流感病毒特异性 IgG 抗体水平较急性期升高≥ 4 倍。

6.2.4 鉴别诊断

（1）其他类型病毒感染

流感的临床症状无特异性，应与普通感冒等鉴别，流感与普通感冒部分症状类似。通常流感病例全身症状重，而普通感冒一般由鼻病毒、冠状病毒或副流感病毒等引起，全身症状较轻，呼吸道局部症状较重，一般不伴有寒战，为自限性疾病，并发症少。鉴别诊断主要依据流行病学史和病原学检查结果。

同时，不同类型病毒混合感染也较为常见。以新型冠状病毒（COVID–19）为例，其与流感病毒共感染病例约占 0.3%，部分报道高达 3%。目前已证实禽流感病例与季节性流感病毒存在共感染的情况，如甲型 H7N9 禽流感共感染季节性甲型 H1N1 流感、甲型 H3N2 流感或乙型流感。鉴别流感与其他类型病毒感染及混合感染主要依赖于病原学检测结果。仔细询问流行病学史可辅助鉴别诊断。

（2）非病毒性病原体感染

各类病原体感染，如细菌、支原体、衣原体等均可引起发热、呼吸道和全身性症状，在临床早期与流感的鉴别较为困难。此外，流感合并细菌感染的比例高达 18% ～ 34%。合并细菌感染的流感患者降钙素原水平明显高于非细菌感染患者。由于混合感染的高发生率，降钙素原水平升高并不意味着无流感病毒感染，临床早期急诊诊断仍依赖于病史、实验室检查、肺部影像学的综合判断，病原学检查有利于明确诊断。

（3）非感染性疾病

非感染性疾病如风湿免疫系统疾病、肿瘤和药物等也可引起发热和呼吸系统表现，临床上需注意鉴别。

推荐意见 5：临床上需高度警惕流感病毒合并其他类型病原体混合感染，积极进行病原学的诊断与鉴别诊断。（证据等级Ⅱ，推荐强度 B）

7. 流感的严重程度分层

7.1 严重程度类型

7.1.1 普通型

普通型有流感样症状，但无肺部和肺外器官累及。

7.1.2 重型

流感病例符合以下情况之一时，诊断为重症流感：①持续高热大于 3d，伴有剧烈咳嗽，咳脓痰、血痰，或胸痛；②呼吸频率快，呼吸困难，口唇发绀；③神志改变：反应迟钝、嗜睡、躁动、惊厥等；④严重呕吐、腹泻，出现脱水表现；⑤合并肺炎；⑥原有基础疾病明显加重；⑦需要住院治疗的其他临床情况。

7.1.3 危重型

流感病例满足以下条件之一时，诊断为危重型流感：①进展性呼吸衰竭，需进行机械通气治疗；②休克；③急性坏死性脑病；④多脏器功能不全；⑤其他需进行监护治疗的严重临床情况。

7.2 流感重症高危人群的早期识别

流感病例，满足 PICO-65 标准中 1 条及以上，即可认为是重症高危人群。①妊娠或产后 4 周女性。②免疫功能低下人群。肿瘤，以及免疫功能抑制或缺陷（如长期使用激素或免疫抑制剂、HIV 病例，尤其是

$CD4^+T$ 细胞＜ $200\times10^6/L$ 者)。③合并症：伴有以下基础疾病病例：慢性呼吸系统疾病(如哮喘、支气管肺发育不良、囊性纤维化、慢性支气管炎和肺气肿)、心血管系统疾病(高血压除外)、肾病、肝病、血液系统疾病、影响呼吸道分泌物清除能力的神经系统和神经肌肉疾病(如认知功能障碍、脊髓损伤、癫痫发作、神经肌肉障碍和脑瘫)、代谢及内分泌系统疾病。④肥胖症：肥胖病例(体重指数＞ $30kg/m^2$)。⑤ 65 岁及以上人群。

7.3 流感重症的预警标志物

研究发现，与乙型流感相比，甲型流感 A(H1N1)pdm09、H3N2 患者发生病毒性肺炎的概率更高，但 ARDS 的发生率差别无统计学意义。另有研究分析甲型流感 A(H1N1)pdm09 患者血清 IgM 水平与预后呈负相关。在 H5N1 甲型流感患者病毒 RNA 水平与重症化和死亡率呈正相关。此外，炎症相关标志物，如白细胞和高水平的中性粒细胞胞外杀菌网络等也被证实是患者重症化和死亡的标志物。但上述标志物均缺乏多中心、大样本临床验证。

推荐意见 6：临床上需要对流感患者进行严重程度分层，以选择合适的治疗场所。目前尚无流感重症化可靠的预警生物标志物，推荐使用 PICO-65 标准识别流感重症化高危人群。(证据等级Ⅱ，推荐强度 B)

8. 流感的治疗

8.1 基本原则

早发现、早报告、早诊断、早治疗，重视对危重病例的积极救治。中西医并重，辨证论治。

推荐意见 7：流感治疗原则为一旦诊断，尽早治疗，重视重症及危

重症病例的病情评估。中西医并重，充分发挥中医药特色优势，辨证论治。（证据等级Ⅱ，推荐强度 B）

8.2 抗流感病毒药物

8.2.1 神经氨酸酶抑制剂（neuraminidase inhibitors，NAI）

NAI 的作用机制是选择性抑制病毒包膜上神经氨酸酶的活性，进而阻断病毒颗粒从被感染的宿主细胞脱落，阻止病毒在宿主细胞间扩散和体内复制。目前国内已上市的有奥司他韦、扎那米韦和帕拉米韦氯化钠注射液，对甲型 H1N1、甲型 H3N2 和乙型流感有较高的敏感性，对 H5N1 和 H7N9 禽流感有抑制作用。临床应用策略与方案见附表 3。

附表 3 神经氨酸酶抑制剂（NAI）、血凝素抑制剂和 RNA 聚合抑制剂在流感临床中的应用策略与方案

项目	奥司他韦	扎那米韦	帕拉米韦	阿比多尔	玛巴洛沙韦
适应证	所有甲型流感、乙型流感患者	无奥司他韦时或肾功能不全、孕妇等特殊人群及重症或疾病进展患者	重症、无法接受吸入或口服 NAI 和对其他 NAI 疗效不佳或产生耐药的患者	甲型和乙型流感患者	12 周岁及以上普通型甲型和乙型流感患者
剂型	口服制剂	吸入剂	静脉制剂	口服制剂	口服制剂
半衰期	6～10 小时	3 小时	7.7～20.8 小时	10.5 小时	高加索受试者：79.1 小时 中国受试者：99.7 小时
代谢途径	通过肝脂酶快速转化为活性形式奥司他韦羧酸酯，经肾以羧酸原型药的形式排泄	约 90% 以原型药经肾脏排泄	以原型药从肾脏清除	经肝脏和小肠代谢，主要代谢酶是 CYP3A4，其与细胞色素 P4503A4 抑制剂和诱导剂存在相互作用，主要以原型药从粪便排泄	胃肠道、肠上皮细胞和肝脏中转化为活性代谢物巴洛沙韦，主要通过胆汁途径经粪便途径排泄

续表

项目	奥司他韦	扎那米韦	帕拉米韦	阿比多尔	玛巴洛沙韦
治疗剂量和方法	75mg/次，每日2次，疗程5天，重症患者治疗剂量和疗程需加倍	10mg/次，每日2次，疗程5天，重症患者疗程可延长至10天以上	300～600mg，静脉滴注，每日1次，疗程5天以上	200mg/次，每日3次，疗程为5天	体重40～80kg单次口服40mg，体重≥80kg单次口服80mg
剂量调整	老年人、轻度或中度肝损伤及妊娠女性无需调整剂量；肾功能不全患者需根据肌酐清除率相应调整剂量	肝肾功能不全及妊娠女性无需调整使用剂量	肌酐清除率为10～30mL/min时需相应调整剂量	严重肾功能不全者慎用或遵医嘱	轻中度肝损伤及肾损伤(肌酐清除率≥50mL/min)无须调整剂量；重度肝肾损伤者以及妊娠及哺乳期用药尚无数据
不良反应	恶心、呕吐、头痛，部分患者可能会出现精神障碍并发症	可能会诱发支气管痉挛	支气管炎、咳嗽、眩晕、头痛、失眠、疲劳等	恶心、腹泻、头晕和血清转氨酶升高	不良事件：腹泻(3%)、恶心(2%)、支气管炎(3%)、鼻窦炎(2%)、头痛(1%)
禁忌证	对奥司他韦过敏或药物的任何成分过敏	对扎那米韦或乳糖过敏	对帕拉米韦及其同类药物过敏	对阿比多尔过敏	对玛巴洛沙韦或任何辅料过敏
注意事项	可能会有突发呼吸困难加重；对于机械通气患者，经胃管给药后可被充分吸收	老年患者可能无法平稳吸入	特殊患者应用时应注意监测心电指标	孕妇及哺乳期妇女、严重肾功能不全者、有窦房结病变或不全的患者慎用	上市后用药有超敏反应患者报道

（1）奥司他韦

临床研究表明，发病48小时内使用奥司他韦对流感病例均有显著疗效，可缩短病程至少30%，降低并发症发生率，使甲型H1N1和H5N1重症病例病死率下降50%。此外，对于非肥胖和肥胖流感患者，代谢物奥司他韦羧酸盐的分布体积差异无统计学意义，因此，对于肥胖流感患者仅需按照标准剂量给药。

（2）扎那米韦

临床研究表明，与安慰剂相比，应用扎那米韦可显著缩短流感病例症状持续时间和住院治疗时间，但并发症有明显增加。扎那米韦不能减少流感并发症或降低住院率和病死率。

（3）帕拉米韦

临床研究表明，与奥司他韦比较，静脉滴注 300mg 帕拉米韦氯化钠注射液治疗季节性流感疗效相当，且严重不良反应的发生率差异无统计学意义。

（4）药物安全性

奥司他韦、扎那米韦和帕拉米韦均被美国食品药品监督管理局归为妊娠期 C 类药物，意味着尚未进行对照试验来评估其在妊娠期间的安全性，亦尚未见对妊娠女性和胎儿严重不良反应的研究报告。

（5）耐药性

现有的临床研究数据显示，1% ～ 1.5% 的甲型（H1N1）pdm09 分离株对奥司他韦具有耐药性，主要是由神经氨酸酶蛋白中的 H275Y 突变所致，而对于甲型（H3N2）型和乙型流感病毒菌株，奥司他韦的耐药性一直在较低水平。对于免疫功能低下的流感病例，奥司他韦在治疗早期即可能产生耐药性，而扎那米韦、帕拉米韦罕有耐药性报告。

8.2.2 血凝素抑制剂

目前国内已上市的血凝素抑制剂主要有阿比多尔。阿比多尔通过靶向 HA，抑制流感病毒脂膜与宿主细胞的融合阻断病毒进入靶细胞，进而抑制病毒的复制。研究表明，阿比多尔对甲型流感病毒具有抑制作用。临床应用策略与方案见附表 3。

盐酸阿比多尔是非核苷类广谱抗病毒药物，口服给药后，主要在肝脏和小肠代谢，CYP3A4 是其主要代谢酶。阿比多尔通过抑制病毒增殖和增强人体免疫功能的双重机制发挥抗病毒作用。

俄罗斯一项历时 5 年的双盲随机对照研究发现阿比多尔治疗组（n=181）对流感和感冒导致的临床症状有加速缓解作用。一项回顾性研究评估阿比多尔和奥司他韦两组流感患者在症状出现 48 小时内启动抗病毒治疗，总病程、发热和卡他症状可缩短 2.0 ～ 3.3 天，两者效果相当。国内阿比多尔流感Ⅲ期临床研究入组 232 例患者，结果显示阿比多尔组缩短病程 1 天，不良事件发生率显著低于安慰剂组。孕妇及哺乳期妇女、严重肾功能不全者慎用。65 岁以上老人用药安全性尚不明确。

8.2.3RNA 聚合酶抑制剂

目前国内已上市有玛巴洛沙韦和法维拉韦，主要通过抑制病毒核糖核蛋白的 PA 和 PB1 亚基，进而抑制 mRNA 合成。临床应用策略与方案见附表 3。

（1）玛巴洛沙韦

玛巴洛沙韦是前体药物，口服给药后，主要通过芳基乙酰胺脱乙酰酶作用，在胃肠道、肠上皮细胞和肝脏中转化为其活性代谢物巴洛沙韦。巴洛沙韦通过抑制病毒基因 RNA 聚合酶复合物中聚合酶酸性蛋白的核酸内切酶活性，抑制病毒从宿主细胞中获得宿主 mRNA 的 cap 结构，产生抗甲型及乙型流感病毒的作用。该药物在人体中主要通过胆汁途径经粪便排泄。

在既往健康和流感相关并发症高风险的成人 / 青少年流感患者中开展 RCT 结果显示，玛巴洛沙韦缩短流感症状缓解时间的能力与奥司他韦相当；在改善乙型流感症状方面优于奥司他韦，流感症状改善时间缩短 27.1 小时（P=0.025），病毒排毒停止时间较奥司他韦缩短 48 小时（$P < 0.001$）；与奥司他韦相比较，玛巴洛沙韦在降低家庭内（二代）传播更有优势（奥司他韦 24.1%，玛巴洛沙韦 17.9%，OR=1.45），提示其在治疗病例的同时

能够降低家庭（二代）传播。

目前关于玛巴洛沙韦在孕妇、免疫功能低下、患有严重疾病的流感患者中临床数据尚不充分。

（2）法维拉韦

法维拉韦主要通过特异性抑制流感病毒 RNA 聚合酶复合物中的 PB1 发挥抗病毒作用。

推荐意见 8：抗流感病毒药物分为 NAI、血凝素抑制剂、RNA 聚合酶抑制剂，对目前流行的甲型和乙型流感病毒均具有较高的敏感性，且安全性良好。现有的临床研究数据不支持联合给药或者双倍剂量治疗季节性流感病例。（证据等级Ⅱ，推荐强度 B）

8.2.4 抗病毒药物应用时机

流感病例病原学确诊后应及时给予抗病毒治疗。普通型流感（非妊娠女性）病例，无重症高危因素者，需充分评估抗病毒治疗的风险和收益。由于在真实世界中，流感检测结果可能延迟，有研究建议及时进行经验性奥司他韦治疗。与较晚开始或不使用 NAI 治疗相比，入院后立即开始治疗可将患者住院时间减少 19%。

急诊重症流感病例应在发病 48 小时内启动抗病毒治疗，无须等待病原学确诊结果。发病超过 48 小时的急诊重症病例，仍需予以抗病毒治疗，延迟启动抗病毒治疗与病毒排毒时间延长，以及不良预后有关。抗病毒治疗疗程一般为 5 ～ 7 天，疗程结束后如果病情仍很严重、有病毒复制依据或有免疫抑制状态时，可考虑延长抗病毒疗程至 10 ～ 14 天。有条件者应考虑行 NAI 流感耐药性检测。目前尚未确定流感危重患者抗流感治疗的最佳疗程，但对临床病程较长的流感患者再次进行病毒学检测有助于指导抗病毒治疗的时间。

推荐意见 9：急诊重症流感病例或满足 PICO-65 标准中 1 条及以上

有重症流感高危因素的流感样病例应尽早给予经验性抗流感病毒治疗，发病48h内进行抗病毒治疗可减少并发症、降低病死率、缩短住院时间。发病时间超过48h的重症患者，依然可以从抗病毒治疗中获益。非重症且无重症流感高危因素的患者应充分评价风险和收益，考虑是否给予抗病毒治疗。（证据等级Ⅱ，推荐强度B）

8.3 特殊人群抗病毒治疗

8.3.1 妊娠女性

在流感流行季节，妊娠女性或产后4周内出现流感样症状，或确诊流感后，不管病程长短，排除其他可能病因后，应尽快给予标准剂量的奥司他韦抗病毒治疗。免疫功能低下妊娠病例确诊流感后应尽早给予标准剂量奥司他韦抗病毒治疗，并适当延长治疗时间，同时需要警惕耐药性可能。一项前瞻性观察性研究表明，妊娠期间使用扎那米韦和奥司他韦对胎儿和妊娠是安全的，未发现明显不良妊娠结局。对奥司他韦上市后的资料分析显示，2128例妊娠流感病例使用奥司他韦抗病毒治疗，流产和早产发生率均低于同期孕妇（包括感染和未感染流感病毒的孕妇），胎儿的出生缺陷也与药物无关。

8.3.2 免疫功能低下患者

有免疫功能低下等重症高危因素者，在起病48小时内，立即启动抗病毒治疗；病程超过48小时，亦需要给予抗病毒治疗。不管病程长短，均应及时启动抗病毒治疗；奥司他韦治疗无效时或者已使用奥司他韦预防仍然发病时，可使用扎那米韦代替；有条件时进行奥司他韦耐药性检测。

在流感合并免疫功能低下患者中，呼吸道中流感病毒复制时间可能会延长，耐药频率可能更高，尽早（尤其是发病后48小时内）行抗流感治疗可使患者获益，其治疗可以延长至10天或更长时间。对于免疫功能低下的流感患者，NAI 治疗 7 ～ 10 天后，RT-PCR 核酸检测结果持续呈现阳性者，或流感症状无改善者，应考虑行 NAI 流感耐药性检测，或充分评估是否合并呼吸道其他病原体感染。

8.4 中医药治疗

中医药是我国宝贵的传统医药。目前临床常见的有抗流感作用的中成药及经典汤药疗效不逊于西药，在缓解流感症状、缩短住院时间及减轻不良反应和经济负担等方面具有一定优势。

中医学认为流感属外感类疾病，其发热为外感发热，以六经辨证或卫气营血辨证治疗。中医治疗流感分轻症、重症和恢复期辨证治疗。中医药可以单独使用，也可配合西药联合使用。临床应用策略与方案见附表 4。妊娠期妇女也可参考此方案，但要避免使用妊娠禁忌药。

附表 4　流感的中医药应用策略与方案

项目	轻症				重症		恢复期
	风热犯卫	风寒束表	表寒里热	热毒袭肺	毒热壅盛	毒热内陷，内闭外脱	气阴两虚，正气未复
症状	发病初期，发热或未发热，咽红不适，轻咳少痰，口干；舌边尖红，苔薄或微腻，脉浮数	发病初期，恶寒，发热，或未发热，无汗，身痛头痛，鼻流清涕；舌质淡红，苔薄，脉浮紧	恶寒，发热，头痛，身体酸痛，咽痛，鼻塞，流涕，口渴；舌质红，苔薄或黄，脉数	高热，咳喘，痰黏、痰黄、咳痰不爽，口渴喜饮，咽痛，目赤；舌质红，苔黄或腻，脉滑数	高热不退，烦躁不安，咳嗽，喘促短气，少痰或无痰，便秘腹胀；舌质红绛，苔黄或腻，脉弦滑数	神志昏蒙，唇甲紫暗，呼吸浅促，或咳吐血痰，或咳吐粉红色血水，胸腹灼热，四肢厥冷，汗出，尿少；舌红绛或暗淡，脉微细	神倦乏力，气短，咳嗽痰少，纳差；舌质淡，少津，苔薄，脉弦细
治法	疏风解表，清热解毒	辛温解表	解表清里	清热解毒，宣肺化痰	解毒清热，通腑泻肺	益气固脱，泄热开窍	益气养阴
基本方药	银翘散加减	麻黄汤加减	大青龙汤加减	麻杏石甘汤加减	宣白承气汤加减	参附汤加减	沙参麦冬汤加减

（续表）

项目	轻症				重症		恢复期
基本方药	金银花15g，连翘15g，桑叶10g，菊花10g，桔梗10g，牛蒡子15g，芦根30g，薄荷6g（后下），荆芥10g，生甘草3g。苔厚腻加藿香10g，佩兰10g；咳嗽重加炒杏仁10g，炙枇杷叶10g；腹泻加黄连6g，葛根15g；咽痛重加锦灯笼9g，玄参15g	麻黄6g，炒杏仁10g，桂枝10g，葛根15g，羌活10g，紫苏叶10g，炙甘草6g。咳嗽咳痰加前胡10g，炙紫菀10g，浙贝母10g；夹湿者加藿香15g，苍术10g	麻黄6g，桂枝10g，羌活10g，生石膏50g，黄芩15g，知母10g，金银花15g，炙甘草6g。舌苔腻加藿香10g，苍术10g；咽喉红肿加连翘15g，牛蒡子10g	麻黄9g，炒杏仁10g，生石膏45g，知母10g，浙贝母10g，桔梗10g，黄芩15g，全瓜蒌30g，生甘草10g。便秘加生大黄5g（后下），厚朴10g	麻黄9g，生石膏45g，炒杏仁10g，全瓜蒌30g，知母15g，鱼腥草30g，葶苈子15g，黄芩15g，浙贝母10g，生大黄6g（后下），赤芍15g，牡丹皮12g。高热神昏加安宫牛黄丸1丸；喘促重伴有汗出乏力者加西洋参15g，五味子12g	生晒参30g，黑顺片10g（先煎），山茱萸30g，生大黄10g（后下），生地黄30g，牡丹皮12g，炒山栀子10g。上方水煎汤送服安宫牛黄丸半丸或1丸，1日2次；必要时可日服2剂，每6小时口服1次，也可鼻饲或结肠给药	沙参15g，麦冬15g，五味子10g，浙贝母10g，炒杏仁10g，青蒿10g，炙枇杷叶10g，焦三仙各10g。舌苔厚腻加芦根30g，藿香10g，佩兰10g
常用中成药	金花清感颗粒、连花清瘟胶囊（颗粒）、清开灵颗粒（胶囊、软胶囊、片）、疏风解毒胶囊、银翘解毒丸（颗粒、胶囊、软胶囊、片）等	九味羌活丸（颗粒）、正柴胡饮颗粒、感冒清热颗粒（胶囊）等	连花清瘟胶囊（颗粒）、金花清感颗粒等	连花清瘟胶囊（颗粒）、金花清感颗粒、疏风解毒胶囊、银黄口服液（颗粒、胶囊、片）等	可静脉使用中成药如热毒宁注射液、喜炎平注射液、血必净注射液等	根据辨证可静脉使用参附注射液、生脉注射液、参麦注射液	
服用方法	水煎口服，轻症患者每日1剂，煎煮2～3次，早晚各1次或每日3次				水煎口服，重症患者可每日2剂，每剂煎2次，6小时1次；重症患者留置胃管或鼻肠管鼻饲给药；特殊患者不可结肠给药		水煎口服，恢复期患者每日1剂，煎煮2次，早晚各1次

推荐意见10：抗流感病毒的中药或中成药具有多靶点、耐药性低和退热效果佳等特点，根据临床表现辨证论治。在缓解流感症状、减少重症和缩短住院时间等方面具有一定优势。(证据等级Ⅱ，推荐强度B)

8.5 其他药物治疗

糖皮质激素的抗炎作用能够有效减轻机体全身炎症反应状态，但可继发侵袭性曲霉真菌感染，导致死亡风险显著增加。国内一项病例对照研究显示，大剂量激素延长甲型H7N9病毒性肺炎患者病毒排毒时间，增加30天和60天病死率。2018年美国感染病学会流感指南推荐：除非有相关临床指征，不常规推荐使用激素治疗流感病例。

8.6 轻症流感对症治疗

8.6.1 发热及疼痛

对乙酰氨基酚（又称醋氨酚或扑热息痛）和非甾体抗炎药对于流感相关的发热和疼痛有缓解作用，可以短期应用。不良反应：①加重消化道症状，尤其是合并有胃、十二指肠溃疡等消化系统疾病的患者，可能会引发消化道出血、穿孔；②大量出汗后导致低血容量性休克，建议充分评估流感患者的容量状态，适当补充晶体液后，再使用解热镇痛药物。

8.6.2 咳嗽

流感相关的急性咳嗽，不推荐单用非甾体抗炎药（包括布洛芬和对乙酰氨基酚），可加抗组胺药（如苯海拉明）和祛痰药（如乙酰半胱氨酸和羧甲司坦）镇咳。对于＞18岁的患者，若流感相关的急性咳嗽无法耐受，建议选用中药制剂或右美沙芬镇咳。若效果仍然不佳，建议布桂嗪（别名：福尔可定、吗啉吗啡）对症治疗5天，布桂嗪属于中枢性镇咳药，直接作用于延髓咳嗽中枢。在体内不转化为吗啡，成瘾性小。

8.6.3 腹泻

流感相关的急性腹泻，不推荐使用强力的止泻药、抑制或者杀灭肠道细菌的抗生素。建议使用口服盐溶液，充分补液，补充肠道益生菌，使用蒙脱石散。

8.6.4 咽喉疼痛

流感相关的急性咽喉疼痛，临床上常用的治疗方法包括使用中成药含片、雾化吸入等。需要警惕流感引发的急性咽峡炎。

8.7 重症流感的治疗

重症流感病例的治疗原则：尽早予以抗流感病毒、抗休克、加强器官功能支持、纠正低氧血症及加强肠内外营养支持等综合措施。器官功能支持是决定重症流感患者转归的重要因素。器官功能支持治疗包括呼吸支持、连续肾脏替代治疗、早期胃肠道营养支持，以及体外膜氧合（extracorporeal membrane oxygenation，ECMO）等。

重症流感病例会出现急性成人 ARDS、重度呼吸衰竭。重症流感病例在机械通气效果不佳的情况下，可尽早使用 ECMO。ECMO 可快速纠正重症流感患者的低氧血症及高碳酸血症，为原发病的治疗提供时间窗；在改善氧合的同时，允许降低机械通气的支持力度，实现“肺休息”和肺保护目的。建议超声检查确定 ECMO 治疗模式，常规选择静脉 – 静脉 ECMO 模式。重度流感合并循环衰竭常规治疗无效时，可考虑转为静脉 – 动脉 ECMO 模式提供血流动力学支持。

推荐意见 11：重症流感病例常出现呼吸衰竭、心功能衰竭、休克，以及多脏器功能不全等严重的并发症。器官功能支持时机和有效性是决定重症流感患者转归的重要因素。建议呼吸衰竭的重症流感病例在机械通气效果不佳的情况下，尽早使用 ECMO。（证据等级Ⅱ，推荐强度 B）

8.8 肺内肺外并发症的治疗

8.8.1 肺内并发症治疗

①肺炎是流感最常见的并发症。美国感染病学会推荐留取病原学标本后，在抗病毒治疗的基础上根据常见致病菌经验性选择抗生素。②合并支气管哮喘，在常规平喘治疗方案的基础上，加用抗流感病毒药物。一项国内的 RCT 研究表明，对于流感诱发慢性阻塞性肺疾病急性发作患者，在常规用药基础上加用盐酸阿比多尔可使得慢性阻塞性肺疾病急性发作频率显著降低。

8.8.2 肺外并发症治疗

①流感相关性脑病：目前无特异性治疗措施，关键是早期发现、早期治疗。临床研究表明，大剂量激素冲击联合乌司他丁和亚低温（34 ～ 36℃）或联合免疫球蛋白或联合大剂量抗病毒药物等治疗可能有效。②噬血细胞性 HLH：目前无统一共识和标准。少量成功案例报道，奥司他韦联合类固醇、免疫球蛋白，以及血浆置换或地塞米松联合依托泊苷治疗流感相关 HLH 时可能有效。

9. 隔离与报告

临床诊断和确诊流感病例应及时隔离，并按照各级各类医疗机构传染病防治管理要求及时报告。重症病例建议转移至有隔离、监护和救治条件的医疗单位接受综合治疗。非住院病例应居家隔离，避免家庭成员之间交叉感染。老年病例需要密切观察病情变化。

10. 预防流感

10.1 疫苗在预防流感中的重要作用

接种疫苗是预防流感最有效的手段和最具成本效益的方法。目前应用的流感疫苗主要有三种，即“灭活”疫苗、冷适应型“减毒活疫苗”和“重组 HA”疫苗。自 20 世纪 90 年代以来，基于 DNA 的流感疫苗一直是研究热点，近两年针对 COVID-19 的疫苗研究方案也为流感疫苗研发打开了新的思路。

现有数据支持目前的建议，即为高危人群（孕妇、6 个月至 5 岁的儿童、老年人和患有基础疾病的人）在每年秋季接种一次流感疫苗。理想情况下，疫苗在 10 月底之前接种，并在整个流感季节向所有未接种人群提供疫苗。卫生保健工作者和护理人员也应每年秋季接种疫苗，减少将流感病毒传播给脆弱人群的可能性。

接种流感疫苗可有效减少流感相关门急诊、住院和死亡的人数，继而降低医保费用，产生明显的经济效益。据估计，2017 ～ 2018 年，流感疫苗接种在全世界范围已预防 710 万例发病，减少了 10.9 万例住院治疗病例和 8000 例死亡病例。

推荐意见 12：接种疫苗是预防流感最有效手段和最具成本效益的方法。推荐高危人群（孕妇、6 个月至 5 岁的儿童、老年人和患有基础疾病的人）、卫生保健工作者和护理人员在每年秋季接种一次流感疫苗。（证据等级Ⅱ，推荐强度 B）

10.2 高危人群暴露后紧急预防

预防流感分为暴露前预防和暴露后预防。抗病毒药物不能代替流感疫苗在预防流感中的作用，仅是未接种流感疫苗或接种流感疫苗后尚未获得免疫能力的重症高危人群暴露后的紧急临时预防措施。流感流行季节，以下人群暴露后可考虑使用奥司他韦或玛巴洛沙韦预防流感：①未接种或接种流感疫苗后未获得稳定免疫力（接种后2周内）的重症高危人群，以及与重症高危人群有密切接触的卫生保健人员或医护人员；②接种疫苗后难以获得有效免疫力的严重免疫缺陷人群；③对于极高危人群（例如器官移植患者），可考虑在流感暴发季节使用奥司他韦进行暴露前预防，研究表明连续用药6周安全有效。

11. 院内感染防控措施

①落实门急诊预检分诊制度，做好患者分流。提供手卫生、呼吸道卫生健康宣教工作和咳嗽礼仪指导。有呼吸道症状的患者及陪同人员应当佩戴医用外科口罩。②医疗机构应当分开安置流感疑似和确诊患者，患者外出检查、转科或转院途中应当佩戴医用外科口罩。限制疑似或确诊患者探视，防止住院患者交叉感染。③在就诊区域以醒目方式宣传流感的预防知识、就诊流程和注意事项。加强病房通风，并做好诊室、病房、办公室和值班室等区域物体表面的清洁和消毒。④医务人员上岗时严格按照标准预防原则，并根据暴露风险做好相应的个人防护。尤其在给可疑或确诊流感病例做气管插管、肺泡灌洗、胸腔穿刺等操作时应加强个人防护。⑤医务人员出现发热或流感样症状时，及时进行流感筛查。疑似或确诊流感的医务人员，应当隔离治疗，不可带病工作。⑥按照要求处理医疗废物，患者转出或离院后进行终末消毒。

主要参考文献

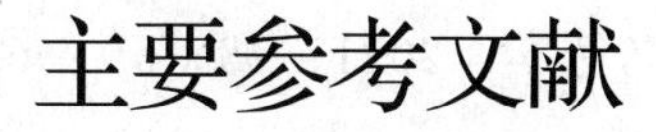

[1] 李娜，施天昀，何燕超，等.流感的药物治疗新进展[J].国际呼吸杂志，2019（19）：1512-1516.
[2] 张磊，吕小琴，狄浩然，等.流感病毒与呼吸道微生态相关性研究进展[J].世界中医药，2018，13（2）：283-286.
[3] 黄婷，范军星，苏琪茹，等.城市儿童家庭流感疫苗接种率及接种意愿调查[J].现代预防医学，2014，41（6）：1108-1111.
[4] 杨孝坤，王蕾，赵宏婷，等.公众流感疫苗认知、接种现状及影响因素分析[J].实用预防医学，2021，28（6）：653-657.
[5] 吕小琴，张磊，狄浩然，等.流行性感冒研究进展概要[J].世界中医药，2018，13（2）：278-282.
[6] 苏芮，刘清泉.论流行性感冒与伤寒、温病的关系[J].中医杂志，2019，60（14）：1249-1251.
[7] 吴鹏.基于数据挖掘的连芩抗感颗粒治疗岭南地区流行性感冒（风热夹湿证）的临床研究[D].广州：广州中医药大学，2021.
[8] 刘清泉，王玉光，张伟，等.18例甲型H1N1流感危重症病例中医临床分析[J].北京中医药，2009，28（12）：915-918.
[9] 马月霞，刘清泉，王玉光，等.36例H7N9禽流感患者中医证候学特征[J].世界中医药，2014，9（3）：275-277.
[10] 张伟，王玉光，刘清泉，等.123例甲型H1N1流感重症、危重症中医证候学特征及病因病机分析[J].中医杂志，2011，52（1）：35-38.
[11] 张滨斌，刘丽杰，梁晋普，等.2011年冬春季节北京地区流感样病例临床特征分析[J].中国实验方剂学杂志，2012，18（16）：301-303.
[12] 王玉光，马月霞，郭亚丽，等.2013与2014年北京地区冬季流感样病例中医证候规律调查分析[J].北京中医药，2014，33（12）：915-918.

[13] 吕小琴，张磊，丁雪霏，等 .2015 年与 2016 年冬季北京地区流感样病例与气象因素关系的研究及流感确诊病例中医证候规律分析 [J]. 中国中医急症，2018，27（4）：565–568.

[14] 王玉光，谷晓红，马家驹，等 .2017—2018 年北京地区流行性感冒病证特征及应对策略 [J]. 北京中医药，2018，37（1）：3–7.

[15] 连博，罗丹，吕小琴，等 .2017 年冬季北京单中心 68 例乙型流感中医病证分析 [J]. 世界中医药，2018，13（2）：274–277.

[16] 卢幼然，王玉光，郭玉红，等 .2017 年冬季北京地区 214 例乙型流行性感冒患者中医病证特点的回顾性研究 [J]. 中医杂志，2018，59（9）：773–776.

[17] 王玉光，马月霞，刘卫红，等 . 北京地区 2015 年冬季流感样病例中医病证特征观察 [J]. 北京中医药，2016，35（2）：99–101.

[18] 罗丹，连博，张磊，等 . 北京地区 2016—2017 年冬春季流感样病例中医病证特征观察与分析 [J]. 北京中医药，2018，37（1）：19–22.

[19] 吕小琴，张磊，卢幼然，等 . 北京地区 2016—2017 年冬春季流感样病例日发病人数及中医证候与气温关系研究 [J]. 北京中医药，2018，37（1）：23–26.

[20] 张磊，卢幼然，吕小琴，等 . 北京地区 2017 年冬季流感样病例中医证候特征观察 [J]. 环球中医药，2018，11（1）：130–132.

[21] 张磊，卢幼然，郭玉红，等 . 季节性 H3N2 亚型流感病毒感染患者中医证型与口咽部微生物的相关性研究 [J]. 中国中西医结合杂志，2020，40（12）：1439–1447.

[22] 张磊，吕小琴，卢幼然，等 . 甲型 H3N2 亚型流感的中医传变规律及病名探析——基于北京地区 934 例甲型 H3N2 亚型流感临床资料 [J]. 世界中医药，2018，13（2）：290–294.

[23] 王珏云，李晨浩，李云，等.2019年冬季502例流行性感冒中医证候特征分析[J].中医杂志，2021，62（8）：696-699.

[24] 徐慧聪，彭天托，邓屹琪，等.岭南地区流感患者中医辨证分型聚类分析研究[J].广州中医药大学学报，2021，38（8）：1547-1552.

[25] 付勇华.2019-2020年冬春季节深圳地区儿童流行性感冒中医证候分析[D].沈阳：中国医科大学，2021.

[26] 刘林洁，李修元，张梦楠，等.川南地区流行性感冒中医证候特点分析[J].医学信息，2022，35（4）：143-145.

[27] 焦扬.周平安临床医案集[M].北京：人民卫生出版社，2015.

[28] 吴晓红，杨效华，孙海燕，等.周平安教授甲型流感治验举隅[J].中国民间疗法，2013，21（7）：10-11.

[29] 赵洪杰，张晓梅，黄象安.姜良铎教授治疗甲型H1N1流感病例分析（附3例报告）[J].北京医学，2012，34（9）：831-833.

[30] 刘清泉，陈腾飞.中医急诊临床三十年——刘清泉大剂救治重症经验选录[M].北京：中国中医药出版社，2015：261-263.

[31] 马友全，白锋，刘占萍，等.麻黄汤治疗太阳伤寒证的对照研究[J].中医临床研究，2011，3（7）：34-35.

[32] 魏文扬，万海同，虞立，等.麻黄汤体外抗甲型H1N1流感病毒作用及机制研究[J].中国中药杂志，2018，43（3）：563-570.

[33] 盛丹，黎敬波，刘进.辛温解表三方体内抗甲1（H1N1）亚型流感病毒的实验研究[J].现代中西医结合杂志，2007（1）：25-27.

[34] 袁武龙，谷志彬.大青龙汤治疗流感62例疗效观察[J].贵州医药，2020，44（5）：772-773.

[35] 赵有德，王飞.大青龙汤加减治疗小儿流感疗效观察[J].山西中医，2018，34（8）：50-51.

[36] 肖佩玉，万正兰，黄际薇 . 大青龙汤对流感病毒感染小鼠血清与肺组织中免疫因子的影响研究 [J]. 中华医院感染学杂志，2016，26（3）：537–539.

[37] 田连起 . 大青龙汤抗甲型 H1N1 流感病毒及解热的药效物质基础研究 [D]. 武汉：湖北中医药大学，2013.

[38] 刘清泉，张伟，姜良铎 . 瘀毒伤络、阻络病机与脓毒症 [J]. 中国中医药现代远程教育，2010，8（17）：199–200.

[39] 黄静，沈其霖，谭君宜，等 . 中医外治法治疗流感的研究进展 [J]. 中国民间疗法，2022，30（13）：103–106.